心理咨询与治疗100个关键点译丛

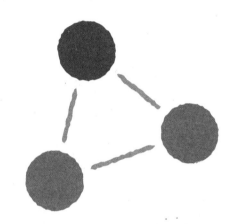

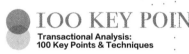

100 KEY POINTS
Transactional Analysis:
100 Key Points & Techniques

交互沟通分析（TA）
100个关键点与技巧

（英）马克·威多森（Mark Widdowson）著

高德明　吕玉葉　于丹妮　译

全国百佳图书出版单位

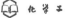

化学工业出版社

·北京·

图书在版编目（CIP）数据

交互沟通分析（TA）：100个关键点与技巧／（英）马克·威多森（Mark Widdowson）著；高德明，吕玉葉，于丹妮 译 .—北京：化学工业出版社，2017.7（2018.4 重印）

（心理咨询与治疗 100 个关键点译丛）

书名原文：Transactional Analysis：100 Key Points & Techniques

ISBN 978-7-122-29378-7

Ⅰ.①交… Ⅱ.①马… ②高… ③吕… ④于… Ⅲ.①精神疗法 Ⅳ.① R749.055

中国版本图书馆 CIP 数据核字（2017）第 065596 号

Transactional Analysis：100 Key Points & Techniques，1st edition/by Mark Widdowson

ISBN 978-0-415-47387-3

责任编辑：赵玉欣　王新辉　曾小军
责任校对：宋　玮
装帧设计：尹琳琳

出版发行：化学工业出版社
　　　　　（北京市东城区青年湖南街 13 号　邮政编码 100011）
印　　装：三河市航远印刷有限公司
710mm×1000mm　1/16　印张 18½　字数 254 千字
2018 年 4 月北京第 1 版第 2 次印刷

购书咨询：010-64518888
　　　　　（传真：010-64519686）
售后服务：010-64518899
网　　址：http://www.cip.com.cn
凡购买本书，如有缺损质量问题，本社销售中心负责调换。

定　　价：59.80 元　　　　　版权所有　违者必究

交互沟通分析（TA）疗法是一种体系完善、用途广泛的心理疗法。《交互沟通分析（TA）：100 个关键点与技巧》概述了 TA 的发展，并就该理论的使用及实践中如何改善 TA 心理技巧提供了实际的指导。

全书共七部分，通过 100 个关键点阐述了如下主题：

- TA 主要方法的哲学、理论、方法和批判；

- 治疗关系中的 TA 视角；

- 诊断、合约及制订治疗计划；

- 常见的错误排除指导；

- 提高治疗技能。

本书对受训中的 TA 治疗师以及经验丰富的心理咨询相关从业人员都有重要参考价值。阅读本书并应用书中介绍的思维和技术，必然能够帮助读者在这一成型的治疗体系中找到更多实践指导。

马克·威多森是一位交互沟通分析领域的培训师和督导师，同时也是英国心理咨询及心理治疗协会注册心理治疗师。他是爱丁堡合作实践培训中心的培训总监，凯格沃思的波恩大学副总监，希腊雅典综合中心的高级讲师。他在格拉斯高开展了个人实践活动，为个体来访者及夫妻提供督导和心理治疗。

序

"心理咨询与治疗 100 个关键点译丛"行将付梓，这是件可喜可贺的事情。出版社请我为这套译丛写个序，我在犹豫了片刻后欣然应允了。犹豫的原因是我虽然从事心理学的教学和研究工作多年，但对于心理咨询和治疗领域却不曾深入研究和探讨；欣然应允的原因是对于这样一套重头译丛的出版做些祝贺与宣传，实在是件令人愉快的、锦上添花的美差。

鉴于我的研究领域主要聚焦于社会心理学领域，我尽量在更高的"解释水平"上来评论这套译丛。大致浏览这套丛书，即可发现其鲜明的特点和优点。

首先，选题经典，入门必备。这套书的选题内容涵盖了各种经典的心理治疗流派，如理性情绪行为疗法、认知行为治疗、焦点解决短程治疗、家庭治疗等这些疗法都是心理咨询师和治疗师必须了解和掌握的内容。这套书为心理咨询和治疗的爱好者、学习者、从业者，铺设了寻门而入的正道，描绘了破门而出的前景。

其次，体例新颖，易学易用。这套书并不是板着面孔讲授晦涩的心理治疗理论和疗法，而是把每一种心理治疗理论浓缩为 100 个知识要点和关键技术，每个要点就好似一颗珍珠，阅读一本书就如同撷取一颗颗美丽的珍珠，最后串联成美丽的知识珠串。这种独特的写作体例让阅读不再沉闷乏味，非常适合当前快节奏生活中即时学习的需求。

最后，实践智慧，值得体悟。每本书的作者不仅是心理咨询和治疗的研究者，更是卓越的从业人员，均长期从事心理治疗和督导工作。书中介绍的不仅是理论化的知识，更是作者的实践智慧，这些智慧需要每位读者用心体会和领悟，从而付诸自己的咨询和治疗实践，转化为自己的实践智慧。

一部译著的质量不仅取决于原著的品质，也取决于译者的专业功底和语言能力。丛书译者来自中央财经大学社会与心理学院、北京师范大学心理学部等单位，他们在国内外一流高校受过严格的心理学专业训练，长期从事心理学教学以及心理咨询和治疗实践，具备深厚的专业功底和语言能力；不仅如此，每位译者都秉持"细节决定成败"的严谨治学精神。能力与态度结合在一起，确保了译著的质量。

心理健康服务行业正成为继互联网后的另一个热潮，然而要进入这个行业必须经过长期的专业学习和实践，至少要从阅读经典的治疗理论书籍开始，这套译丛应时而出，是为必要。

这套译丛不仅可以作为心理咨询、心理治疗专题培训或自学的参考书，也适合高校心理学及相关专业本科生、研究生教学之用。这套译丛可以部分满足我校应用心理专业硕士（MAP）教学用书的需要。我"欣欣然"地为这套书作序，是要衷心感谢各位译者为教材建设乃至学科建设做出的重要贡献。

心理疗法名虽为"法"，实则有"道"。法是技术层面，而道是理论和理念层面。每种心理疗法背后都是关于人性的基本假设，有着深刻的哲学底蕴。我很认可赵然教授在她的"译后记"中提到的观点：对一种疗法的哲学基础和基本假设的理解决定了一个咨询师是不是真正地使用了该疗法。因此，无论是学习这些经典的心理疗法，还是研发新的疗法，都必须由道而入，由法而出，兼备道法，力求在道与法之间自由转换而游刃有余。技法的掌握相对容易，而道理的领悟则有赖于经年累月的研习和体悟。我由衷期望阅读这套译丛能成为各位读者认知自我，理解人心与人性，创造完满人生的开端。

辛自强 教授、博导、院长
中央财经大学社会与心理学院
2017 年 6 月

交互沟通分析（TA）在国际上有很多非常活跃的团体，这些团体由充满活力的实践者组成，他们发展自己的理论体系，并在实践中不断创新。TA 现已发展成一种令人骄傲的精神动力疗法，但同时又极具人本主义倾向。

TA 治疗师认为他们的方法与认知行为疗法相似。TA 也被看作是存在主义心理疗法。本书中我介绍了存在主义心理疗法的一些概念，请读者探求他们是如何影响 TA 的以及我们如何理解各种 TA 概念。更重要的是，我们如何将这些概念和认识落实于来访者。TA 的历史揭示了这类方法的来源——伯恩（Berne）作为一个精神分析师，在他的知识体系中发展了 TA。他提出了成人自我状态理论以及污染概念，使他进一步发展出了一种当时尚未存在的新的认知疗法（Schlegel，1998）。

TA 心理分析及其应用存在多样性。这些流派享有一个共同的理论体系，各个流派呈现出多种用途。对我来说，定义 TA 的不是他们做了什么事情（或许与其他类型的心理疗法没有什么差别），而是为何他们这样做以及他们是如何思考的。所有流派的交互分析者都把自我的概念以及脚本作为最基础的思考体系。

继图德和霍布斯（Tudor and Hobbes，2007）的工作之后，我探讨了 TA 实践在认知行为和心理动力方面的应用，以及整合性 TA 和关系 TA 的现代方法。本书的目的是发展读者的技能与知识，以便更高效地使用所有 TA 的方法。需要说明的是：本书不是一本介绍性读物，读者应该熟悉 TA 的概念以及方法。对于不熟悉 TA 概念以及方法的读者，我建议先阅读以下书目：

Lister Ford. C. (2002) *Skills in Transactional Analysis Councelling and Psychotherapy.*London:Sage.

Stewart. I.(2007) *Transactional Analysis Conselling in Action.* London:Sage.

Stewart I. and Joines, V. (1987) TA Today. Nottingham：Lifespace.

读者如有以上基础，我就可以直接进行中级水平的讨论，而无需解释其他著作中已经详述的基础知识。本书属于中级水平，其目的是缩短概述性的基础课本和高级课本之间的距离，对于已完成基础阶段学习的 TA 学生特别有用。我希望更多经验丰富的实践者也会发现本书有趣且能起到促进作用。

第一部分包括实践中 TA 流派及主要流派的哲学、理论、方法和一些批判。对于这部分理论背景知识不太感兴趣的读者可直接进入第二部分的学习。第二部分讲述的是治疗关系。心理治疗研究一直以来都是说明治疗关系对于治疗结果的影响是多么至关重要，且是有效治疗的前提（Norcross, 2002）。根据该研究，这部分包括有关治疗关系有效的"成分"：共情、移情、反移情、联盟关系的破坏与修复。我的目标是让新手能了解这些复杂的概念。第三、四、五部分引导读者经历 TA 视角下的诊断、订立合约及制订治疗计划的过程。第六部分讲述 TA 实践中常见的陷阱，给出了规避危险的方法。第七部分是结论，也是篇幅最长的一部分，是关于提升治疗技术的。每部分都包括崭新的、有创意的素材。我希望读者能立即在实践中使用它。本书中的很多要点牢固建立在有证据的实践之上，且在心理治疗研究中得到支持，是心理治疗中的"有效成分"。心理治疗的实证研究证明，共情，关注治疗联盟关系的破坏与修复，有技巧的移情诠释，来访者的文化情境，更广泛的关系、优势，量身定制个性化的治疗方法，目标一致与合作，恰当的自我暴露等方面在治疗工作中的有效性。这些的研究非本书内容，建议有兴趣的读者自行阅读 John Norcross(2002) 编著的《*Psychotherapy Relationships That Work*》。

我编撰此书的目的贯彻始终，即能够促进临床实践者进行理性思考和严格谨慎的操作。相较一本充斥着技巧的书而言，我更有兴趣编写一本能唤起、引发读者思考的书。

> 一个人在理论上条理清晰时，甚至没有必要知晓很多技巧，正如干预性观点会在理解和运用理论处理来访者个案的某个时刻产生。当一名治疗师在理论上条理清晰时，就有可能使治疗方法适应来访者的需要，而非要求来访者适应某种特定技巧的需要。
>
> （ Rothschild,2000:96 ）

在很多方面,本书与开胃小吃很相似。读者会发现其中一些开胃菜特别可口，于是想要更多。请这些读者进一步追踪我给出的参考书目，这样在空闲时他们就会有更多的素材可以消化吸收。

这本书的素材基于我的个人经验。我的经验是从与来访者的咨询工作中收集而来的，也源于我作为一个心理治疗者的培训和督导工作。从一个督导的角度，我可以看到常见的错误或者"二手"错误认识。一位培训者和督导所具备的优势是与直接的人际交流保持一定距离。这一距离赋予了我们空间以做出自己的观察，形成自己的见解。我这里所呈现的一些洞见或者工作方式是通过痛苦的经历才学到的。虽然生活中可以通过痛苦的经历去学习，但是我认为在学习心理治疗的过程中，这种方法是有局限性的。来访者可能因治疗师"需要"经历痛苦而受到伤害，实际上他们可以在一个安全舒适的环境中全方位地学习和体验。我希望这本书能帮助你轻松地学习，并提醒你心理治疗工作并不简单。心理治疗需要具备深刻的复杂的思想，充满活力、信心坚定，情感上富有弹性且诚挚、开放。心理治疗需要好奇心，能接纳经历，能有耐心且极愿意坐下来倾听深深的伤痛以及许多可以给治疗师带来恐惧的经历，同时又笃信人性及坚韧的人类精神。

有关术语

为减轻阅读的难度，在本书中，我会交替使用"他"和"她"，相信读者会做出必要的改变，以适应他们各自特定的情景。我常在全书中提到"你"，我用的"你"是指读者。我使用这种交谈式的写作风格，目的是为了请读者进行思考和反省。

我想特别感谢艾尔森·艾尔斯（Alison Ayres），他对初稿做出的评论都是经过缜密思考的。我也想感谢海伦娜·哈戈登（Helena Hargaden）、雷·利特尔（Ray Little）、克劳德·斯坦纳（Claude Steiner）、伊恩·斯图尔特（Ian Stewart）、居德伦·施图默尔（Gudrun Stummer）、基思·图德（Keith Tudor）和简·沃尔福德（Jane Walford），他们为本书提供了宝贵的反馈意见。特意致谢格伦（Glenn），我在编著本书过程中得到了他的耐心、理解和坚定不移的支持。我还要感谢我的被督导者及受训者，是他们的评价和问题促使我首先写下这些要点，之后又给本书的草稿提出了建议。最后要致谢的是我的来访者，多年来是他们教我该如何做心理治疗的。

马克·威多森

目录 CONTENTS

Part 1

第一部分
TA 实践流派
001

1	治疗行为的三种模式	002
2	经典学派：基础	005
3	经典学派：方法	007
4	再决定学派：基础	009
5	再决定学派：方法	011
6	贯注学派：基础	014
7	贯注学派：方法	016
8	激进精神病学：基础	018
9	激进精神病学：方法	021
10	整合性 TA：基础	023
11	整合性 TA：方法	027
12	认知行为 TA：基础	029
13	认知行为 TA：方法	032
14	心理动力 TA：基础	035
15	心理动力 TA：方法	038
16	关系型 TA：基础	040
17	关系型 TA：方法	044

Part 2

第二部分
治疗关系
047

18	初始治疗	048
19	治疗性探寻	051
20	共情的核心	053
21	治疗关系中多元化的影响	056
22	治疗关系概念化	059
23	加强工作联盟——聚焦任务、目标、联结	061
24	顺从儿童回应——联盟破裂的指示器	063
25	治疗联盟：破裂与修复	065
26	有关移情和反移情的重要 TA 概念	068
27	戏剧三角形：探索反移情的工具	071
28	移情和反移情：TA 模型备忘录	073
29	终止 TA 治疗	076

Part 3

第三部分
诊断

079

30 观察的重要性   080

31 初诊评估与个案形成   083

32 TA 治疗适用性评估   086

33 使用伯恩的四种诊断方法   088

34 四种诊断方法的应用   091

35 发展对话访谈技术   093

36 进行彻底的结构分析   095

37 加入自我状态对话，发展动态结构分析   098

38 阐释文化宗教父母自我   100

39 关于压抑   103

40 脚本层次：协议和合适的脚本   106

41 识别结构层次   108

42 建立脚本体系   110

43 探索"应该脚本"   113

44 分析"心理游戏"   115

45 逃生舱——理解来访者安全性的框架   117

46 自杀意念：简介   120

47 诊断一览表   123

Part 4

第四部分
订立合约

129

48 为治疗任务和目标签订合约   130

49 签订合约——发展"试探性合约"   133

50 使用标准书面商业合约   135

51 与不确定的来访者订立合约   138

52 行为合约   140

53 如何与阻抗或不配合的来访者订立行为合约   142

54 "足够好"的合约   144

55 订立合约：冲突与负面的转变   146

Part 5

第五部分
治疗计划

149

56	比较治疗顺序模型	150
57	形成个体化的治疗方案	152
58	检验和修订治疗方案	155
59	哀伤处理治疗	157
60	治疗顺序：关系视角	161
61	觉察力、自发性、亲密度与自主性	164

Part 6

第六部分
避免常见陷阱

167

62	正确对待治疗次数	168
63	避免过早订立合约	171
64	避免"确定性"的陷阱	173
65	降低医源性羞耻感风险	175
66	避免扭曲的"好"的立场	178
67	避免过于温柔	181
68	谨慎讲解 TA 概念	183

Part 7

第七部分
治疗技能精要

187

69	挑战与支持的平衡	188
70	优化治疗过程——评估来访者的开放和防御心态	189
71	加深情感	191
72	促进情绪的健康表达	194
73	"家庭作业"的布置——提升情感素养	196
74	鼓励记日志以促进自省	198
75	去污染和去混乱的差异	200
76	来访者如何确定治疗中的脚本信念	203

Part 7

第七部分
治疗技能精要

187

78	使用元交流沟通	209
79	心理游戏的治疗	211
80	禁止令的治疗	214
81	禁止令治疗的干预和方法	216
82	重新回顾"逃生舱口关闭"	219
83	来访者保护	223
84	效能和许可	225
85	重新回顾僵局理论	227
86	双椅父母自我状态工作：一些准则	230
87	双椅父母自我状态工作：反向指示	233
88	面质	235
89	以录音提高效率	237
90	评估干预和提升技能	239
91	TA 治疗中的记录保存	241
92	促进心理化	243
93	培养正念	245
94	脚本发展：一个持续不断的过程	247
95	帮助来访者识别优势并进行构建	249
96	探索治疗师的动机	251
97	自我反思和适度的自我表露	254
98	回顾"成人自我状态"	258
99	TA：一种存在主义心理疗法	261
100	分析"交互沟通"	264

参考文献	**266**
专业名词英中文对照表	**276**
译后记	**281**

100 KEY POINTS

交互沟通分析（TA）：100 个关键点与技巧

**Transactional Analysis:
100 Key Points & Techniques**

Part 1

第一部分

TA 实践流派

1

治疗行为的三种模式

玛莎·斯塔克（Martha Stark，2002）提出了理解治疗行为性质及治疗工作关注点的模式，这一模式可以帮助我们简单总结 TA 的学派及方法。斯塔克的模式提供了一个有用的框架，来思考学派之间、治疗方法之间的差异，不同流派治疗师的关注点，以及他们是如何思考改变过程和引发改变的要素的。斯塔克的观点是：卓有成效的治疗师在三种模式上都要运用自如，且能视个别来访者所需调整自己的治疗方法，使用其中一种或几种模式进行治疗。

一人心理模式

这种模式强调"知识或洞见的重要性……之所以称其为一人心理，是因为其关注的焦点在于来访者及其心智的内在工作机制"。从 TA 视角看，如果来访者对自身的治疗过程能够拥有更多的知识和见解，他就更有可能进入成人自我阶段。当成人自我对人格有更强的控制力时，他的焦虑感会降低，个人体验和理解的选择范围会拓宽。在这一模式中，治疗师是中立、客观的观察者。"她的焦点在于来访者的内在动力，治疗师对来访者进行诠释的目的是提升其自身的内在动力，其终极目标是解决来访者的结构性冲突"（Stark，2000：4）。

一人半心理模式

这一模式强调"经历和矫正体验的重要性，有人称之为一人半心理，因为关注焦点在来访者自身以及她与治疗师之间的关系上……对来访者而言，重要的不是治疗师，而是她所提供的内容"（Stark，2000：3）。"治疗师提供某种形式的矫正，或确证来访者的经历，或更普遍地为来访者提供一种矫正体验。其终极目标是填补来访者的结构性缺失、加固来访者的自我"（Stark，2000：4）。在该模式中，治疗师要采用共情的立场，关注来访者的主观现实及情感经历。从 TA 角度看，对来访者主观经历的共情，会减轻不同自我状态下的紧张感（尤其是儿童自我状态）。紧张感的降低会使自我状态之间产生更多的转换。确认来访者经历也可能加强成人自我的功能。也许最重要的是，在这个模式中，持续性的共情会给来访者提供一种自我发展历史中缺失的体验，这也是他们一直以来不断寻找的体验，目的是为了处理、修复和弥补成长性缺失。

两人心理模式

这一模式强调"关系的重要性，以及真正的关系；之所以称其为两人心理，是因为它聚焦于来访者与治疗师作为'真实'的人而产生的联系"（Stark，2000：3）。

在治疗过程中，治疗师密切关注来访者的情绪和反移情反应，并用其情感反应加深对来访者的理解，包括来访者以什么样的方式和他人形成联系。从 TA 角度看，这等同于社会性诊断、交互与游戏分析。自我状态在治疗室里得以展现，而移情则作为来访者的独特经历被记录并跟踪，了解它如何影响了此时此地他与治疗师之间的体验。治疗师试图通过当下生动的交流提升来访者处理亲密关系的能力。

高效全能的治疗师要能够根据每个来访者的需要和所呈现的问题在三种模式之间自如转换。

……最有效的治疗立场是治疗师能够在以下三者之间达到最优平衡：

（1）将自己置身于治疗场景之外（以便形成有关来访者和她内在过程的阐释，从而解决来访者的结构性冲突）；

（2）脱离自身的经历（以便为来访者提供某种形式的矫正体验，以填补来访者的结构性缺失）；

（3）紧密结合自身的经历（以便真实地介入与来访者的关系中，解决来访者的关系性难题）。

（*Stark*，*2000*：*147*）

2

经典学派：基础

背景

TA 经典学派是由伯恩及旧金山（San Francisco）研究组首创的，几乎所有的核心 TA 理论都来自这组人，成员有克劳德·斯坦纳（Claude Steiner）、史蒂夫·卡普曼（Steve Kar pman）、杰克·杜塞（Jack Dusay）、缪里尔·詹姆斯（Muriel James）、F.英格利希（Fanita English）、富兰克林·厄恩斯特（Franklin Ernst）。交互沟通分析的开创人员特别热衷于创立容易掌握却又描述了复杂的人类行为和内在过程的概念，重点放在能够图解概念上，其目的在于"促进对来访者的问题进行成人分析，同时激发儿童的直觉力来解决问题"（Stewart，1992：132）。

理念和方法

TA 的经典方法强调心理治疗中观察的重要性。伯恩反复强调直接观察来访者的重要性，认为这是任何理论和治疗形成的基础。经典 TA 治疗者也凭直觉做出诊断，且在隐形的交互过程中弄清心理层面的信息。观察与直觉要同理论、清晰的治疗基本原理结合起来。对于伯恩来说，诊断和大多时候的治疗是"敏锐、观察加上直觉悟性"（Berne，1972：69）。伯恩也对治疗性的、适当使用的幽默感兴趣，特别是把幽默作为引导来访者以成人自我状态评判一个情景、信念等的一种方法。

按照顺序，治疗方法从结构分析开始，发展到交互沟通分析、游戏分析，最后到脚本分析。现在，大多数交互沟通分析家处在这不同的分析阶段之间，呈现出不稳定性。治疗的首要目标是摆脱成人自我状况的污染，辨明来访者不同思想、感情和信念的结构性起源。与格式塔治疗法一样，TA 的经典学派把重心放在来访者的自我状态、脚本等是如何在当下显现的（Barnes，1977）。让来访者在没完没了地回顾过去的过程中丧失信心的做法被看作是考古学的"游戏"（Berne，1964）。

三个"P"：保护（protection）、许可（permission）（Crossman，1966）及效能（potency）（Steiner，1968）是经典 TA 方法（实际上是所有 TA 疗法）的主要特征（参见第 83、84 个关键点）。期望治疗师监督治疗工作以确保来访者得到足够的保护、许可和效能来投入治疗过程。为获得脚本治疗，这种工作是必要的。一旦"三个 P"准备就绪，疗法就继续进行——订立行为合约，这是经典 TA 中涉及治疗改变的中心部分（Stewart，1992）。

TA 经典学派是一人心理模式（Stark，2000），因为其重点是解决结构性冲突，促进成人选择的增加。冲突模式（Lapworth et al.，1993）是经典 TA 精神病理学的基本模式，经典 TA 认为精神病理学是不同自我状态之间其内部冲突的结果，以及个体自主的欲望和个体脚本冲突的结果。

关键的理论概念

TA 核心理论的大部分构成了伯恩的经典 TA 学派。这些理论包括：自我状态、结构性分析、脱离污染、缺位、功能分析、沟通分析、游戏与游戏分析、脚本和脚本分析。其他 TA 学者发展的其他经典概念包括：脚本矩阵（Steiner，1966）、订立合约（Berne，1966；Steiner，1974）、OK 边界（Ernst，1971）、选择（Karpman，1971）、安抚经济学（Steiner，1971）、自我状态分析。从某些方面说，如果不使用经典 TA 概念，不可能进行沟通分析实践活动。

3

经典学派：方法

方法

① 八种治疗活动（Berne，1966）

八类干预手段（询问、明确化、面质、解释、例证、确认、阐释、晶体）（M üller and Tudor，2001）。

② 去污染（decontamination）

这是一个加强成人自我状态的程序，涉及对扭曲思维的挑战，有时还会涉及精确信息的提供，以促进现实验证。

③ 订立合约方法（Berne，1966；James and Jongeward，1971；Steiner，1974）

订立合约是所有类型的 TA 治疗中的核心方法，最先由经典 TA 学者们提出。

④ 交换许可（Berne，1966 & 1972）

治疗师要弄清来访者需要什么关键许可来促进自己成长，然后在整个治疗过程中努力为来访者提供关键许可（直接或间接）。

⑤ 脚本对比

脚本对比是一个决定性的集中干预的方法（Berne，1972）。对比就像童话故事中的"魔咒破解法",是靶心交易(Williams and Brown, 1978),目的是阻碍个体脚本轨迹,挑战个体的主要脚本主题。

⑥ 团体治疗(Berne, 1966)

经典 TA 创立之初,是以广泛团体治疗的方式出现的,所以一些 TA 治疗专家认为,TA 治疗最好以团体方式进行。

批判

虽然这一方法的一些批评家认识到口语体使用背后的意图值得赞赏,但人们会认为 TA 很肤浅,于是看到 TA 中的概念名称就完全不考虑,而予以摒弃。而且,使用口语体意味着一些语言对于现代、不懂美国文化的人们而言会感觉陌生。

经典 TA 中强调治疗专家的影响,这与 TA 哲学格格不入。治疗专家被看作是一个"许可者",来访者经验的翻译者,用 TA 理论分析来访者生命模式的人。这种准父母的"许可者"的治疗态度与强调来访者自主的治疗方法是不协调的。

经典 TA 方法可能暗示着了解个人模式(用 TA 理论洞察)或直接的行为改变足以导致彻底改变和康复。经典 TA 概念可用于理解个体的过程、模式以及与他人互动的方式。但伯恩提醒大家,仅有洞察力不足以促成改变(Berne, 1977)。同理,行为的改变未必会导致深层结构的改变。

4

再决定学派：基础

背景

　　TA 再决定学派是由鲍勃（Bob）和玛丽·古尔丁（Mary Goulding）创立的。古尔丁夫妇是伯恩旧金山研究组的成员，他们也曾与弗里茨·皮尔斯（Fritz Perls），即格式塔治疗的创始人，一同参与培训工作。古尔丁夫妇热衷于发展充满活力、导致快速改变的工作方法。他们把格式塔治疗法的技巧，比如"空椅子疗法"融入 TA 理论，因为他们认为这些方法可直接用于自我状态冲突的解决。古尔丁夫妇专门研究马拉松式的治疗计划，他们会举行扩展的团体治疗，有时这种马拉松式治疗会长达一个月。

　　伯恩原本用"再决定"（redecision）这个术语表示以成人自我状态做出一个新（生命）决定，而古尔丁夫妇则把"再决定"这个术语定义为在儿童自我状态中涉及某一特定脚本的决定的改变。他们的观点是：原先的脚本决定是在儿童自我状态下做出的，因此其改变或者再决定需要儿童自我状态。他们以一种合约式退行的方式开展治疗工作，提升工作的强度以促进来访者的儿童自我状态的再决定。这个过程涉及进入儿童自我状态，利用来访者的成人自我状态，为儿童自我提供支持。

理念和方法

　　古尔丁夫妇有着坚定的人文主义和存在主义传统思想。在格式塔治疗方法的影响下，他们在工作中引入了与伯恩医疗模式（治疗师治疗病人）截然不同的方法，即治疗师促进来访者疗愈自身（Goulding and Goulding，1978）。"力量存在于病人本身"是古尔丁夫妇的口号。古尔丁夫妇发展了一种简短清晰、对抗性的工作风格,例如挑战低估个人力量的语言的使用,例如请来访者把"不能"改成"不会"。再决定治疗专家设法创建一个扶持性的、富同情心的环境,为儿童自我提供保护,使来访者进入他们的儿童自我状态,从而做出必要的再决定。

在工作中,古尔丁夫妇常常注意到来访者会紧紧抓住奇妙的或者自我打击的想法,比如停留在儿童自我状态不做任何改变,直到其他人做出改变(通常是他们父母中的一位),这样的奇妙想法受到了挑战。儿童自我心存报复的观念,比如:"我要生病,一直到你感到难过为止",也受到了挑战。治疗师请来访者放下这些想法,这些想法被认为是影响来访者治疗的主要障碍。

古尔丁夫妇会积极主动地避免或者规避移情,如果治疗师意识到来访者把自己的过去移情到治疗师身上,他们就会请来访者进入"空椅子"谈话环节,在该谈话中来访者把移情个体投射到椅子上,并将投射客体引入谈话中。古尔丁夫妇认为这个方法比起移情到治疗师身上的做法,更为有效,并且自主的投射与再决定理念中个人拥有情感和投射的理念是一致的(Goulding and Goulding, 1979)。

再决定学派建立在心理治疗的冲突模式之上(Lapworth et al., 1993),它属于一人心理模式(Stark, 2000),因其重心在于结构冲突、治疗者的角色是促进者,使用的是积极的对治性方法,避免移情。僵局理论,也许是 TA 心理治疗中最为明显的冲突模式的例子。

关键的理论概念

禁止令(Goulding and Goulding, 1979)(参考第 80、81 个关键点)

决定(Goulding and Goulding, 1979)

再决定(Goulding and Goulding, 1979)

僵局理论、僵局澄清与僵局解决(Goulding and Goulding, 1979; Mellor, 1980)(参考第 85 个关键点)。

5

再决定学派：方法

方法

再决定疗法始于清晰、目标明确的合约制定，治疗师借此达成清晰的促成改变的合约。来访者谈论自己的问题或订立目标时使用消极语言会遭遇阻力，治疗师会鼓励来访者使用"应答能力语言"，比如把"不能"转成"不会"（Goulding and Goulding，1979）。

治疗师经常让来访者使用一系列的幻想、视觉化技巧，比如"空椅子"的技巧，这个技巧想象来访者的一个或多个父母自我或儿童自我坐在一把空椅子上，然后治疗师促使两个自我之间进行一场对话，使自我冲突清晰化、明确化，进而解决冲突。其他想象方法包括早期场景工作，即治疗师请来访者在头脑里想象回到过去的时间点，回忆他们做出最初脚本决定的时间点，或者回到记忆中的一个原形（"屏幕"），正是这种原形在某个意义上概括了脚本决定的关键或者做出决定的环境。如果来访者不能回忆起一个具体的场景，治疗师就会请他们杜撰一个，因为人们相信：想象出来的场景，既然是来访者精神的产物，肯定会包含所有必要的相关信息，从而引发再决定。在来访者对场景的描述中可能会含有消极的语言或奇思妙想。一些具有加强性质的词汇或者其他格式塔方法的使用会增强情感的感染力。这些用法会增强某种场景中的不适感，从而强化决定的局限性。再者，这会激发个体的反感反应。这种反应激活了来访者的身体状态，从而帮助来访者甩掉或者拒绝旧有的限制性脚本决定，这时，可以引导来访者把成人自我的意识和资源带入这个场景，治疗师也可能提供一些新信息帮助来访者做出新决定。

一个标准的"再决定"疗程后，治疗师请来访者就他们将如何在日常生活中维持其"再决定"拟定一系列的行为合同（McCormick and Pulleyblank，1985）。一个标准的再决定疗程是一件有关改变的重要事件，"再决定"本身被认为是一个持续的过程，也是一个需要加强以帮助来访者保持新的健康生活方式的过程，而不是回到熟悉的脚本中。

批判

古尔丁模式基本上是在居住式、马拉松式的治疗场景中发展起来的。来访者主要参与至少一周，通常长达一个月的治疗。这个延长了的居住式、马拉松式的治疗气氛严肃紧张激烈，为参与者提供保护，为他们更为迅速、深层次的改变提供了一个很好的场景。私下进行一对一治疗的治疗师并不具备这个选择的条件。大多参与这种马拉松式治疗的来访者是治疗受训者，所有的来访者都积极参与连续性的治疗，有人戏称要"把沙发坐穿"，每个人埋头于自身的改变过程，因此不能认为古尔丁的方法没有足够的准备工作，带来了迅速改变。许多这些方法带来的强大的净化作用的确会引发非常强烈的不受欢迎的反应，这些反应可以在居住式场景中得到处理，这是普通临床实践做不到的。

"再决定"治疗技巧常常是戏剧化的、迷人的，会涉及深层次的净化/宣泄，这非常有诱惑力。一名治疗师会把净化/宣泄当作真正的改变。一些来访者可能有效地进入治疗过程，参与再决定治疗的全部疗程，过度地适应了治疗师，却没有发生任何改变。或者对于过度适应的来访者，他们的脚本不经意地被加强了。古尔丁夫妇充分认识到其技巧使用（误用）的潜在问题，因而反对为宣泄而宣泄的治疗。

再决定治疗师积极寻求"回避移情"，即刻意回避饰演治疗关系中的移情角色的方法（Goulding and Goulding，1979），这个方法并不适合所有的来访者，可能还会被不习惯于接受来访者强烈移情的治疗师所误用。同样，也可能会被因犯错误而挣扎于承担个体责任的治疗师所误用。这本质上并不是对再决定方法的批判，但是如果被误用或者被那些不了解他们自身的治疗师使用，则会带来潜在的危险。

治疗师需要警觉再决定流派当中一些方法中暗含的双重信息——"接受来访者自己承担责任……但我会准确地告诉你如何、何时以及为什么这样做"（Yalom，1980：250）。

6

贯注学派：基础

背景

贯注方法最先是由杰基·谢弗 (Jacqui Schiff)，即伯恩研究组的早期 TA 分析家之一创建的。谢弗先请了一位年轻的精神分裂症病人来到自己家里开始居住式疗法，之后建立了一个居住式治疗中心，专门治疗精神病病人。这个中心，首先建在美国弗吉尼亚州的弗雷德里克斯堡，后因争端迁往加利福尼亚州的奥克兰，在奥克兰除了居住式治疗中心之外，他们还开了一个白日治疗中心。继奥克兰治疗项目成功之后，谢弗又在好莱坞设立了一个中心。贯注学派的理论和方法就是由谢弗和她在贯注研究所工作的同事们一起发展而来的。

在相对受保护的居住式治疗场景中，谢弗尝试"允许"来访者撤回以及"重做"早期发展阶段的欠缺，贯注新的成人自我状态。贯注研究所项目暴露了巨大的问题（谢弗被驱逐出国际 TA 协会），因为她被牵扯到一个有关违背伦理的争端中，其中涉及对来访者的体罚。一位在贯注研究所接受治疗的年轻人去世时，身上还带着治疗期间留下的伤痕。随后，加利福尼亚当局关闭了这个项目。尽管在方法论上有一些问题，尽管出现了争端，贯注学派的一些见解和方法还是非常成功的，在根据伦理规则进行调整之后，被 TA 治疗师广泛用于各类来访者。特别有趣的是，认知行为取向治疗中的"图式疗法"所使用的程序就是贯注学派称之为"有限的父母重塑"的技术（Young et al., 2003）。

理念和方法

谢弗夫妇认为精神病理学的性质是有双重意义的：第一层是与发展期欠缺相关的问题；第二层是与有缺陷的或者病理性的父母自我状态相关的问题。他们的方法进一步发展可以用来处理修复体验支持下的儿童自我状态，也可以用来系统地撤回"疯狂"的父母自我状态，继而内向投射成新型的积极的父母状态。 治疗中心的客户们不会进行冥想，而是进行纯粹的心理治疗（Schiff et al., 1975）。谢弗夫妇创建了一个可反馈的环境，请来访者（从理论上）思考他们自己的问题（参见以下的批评）。

贯注方法是一人半心理模式，其重心在于矫正体验，或是一人心理模式（如其焦点在于漠视或者再定义上）（Stark, 2000）。有欠缺的父母一般被认为是心理病理学的主要原因，贯注方法采用了一个欠缺模式（Lapworth et al., 1993）来处理心理问题。

关键的理论概念

谢弗发展了一系列的理论概念，并与 TA 方法结合起来，特别是有关来访者如何"扭曲"现实或者让世界适应他们的脚本。谢弗夫妇发展的主要概念如下：

悲观及四种悲观行为 (Schiff and Schiff, 1971)；

漠视及自大（Mellor and Schiff, 1975；Schiff et al., 1975）；

再定义（Schiff et al., 1975）；

共生关系（Schiff et al., 1975）；

权力循环和发展主张 (Levin-Landheer, 1982)。

帕梅拉·莱文（Pamela Levin）联系自己在贯注学派的体验构建了她的"权力循环"这一儿童发展理论，她的理论是建立在修复欠缺模式基础上的。

7

贯注学派：方法

方法

TA 治疗的贯注学派有一个关键的方法，就是反复地与漠视、自大和消极进行对抗。治疗时的这种侧重点解释了为何这一治疗模式能够成功用于治疗边缘型人格障碍，因为在这种人格障碍的治疗中经常要使用持续性的对抗(详见第88个关键点)。

贯注学派也依赖父母重塑或者说是心理治疗的修复模式（Clarkson，2003）。这一方法背后是假设给予来访者一种设定界限的修复式体验，那么最初的需要和发展阶段的欠缺就得到修复了。在这里治疗师刻意地替代了来访者的父母角色，这种方法的实践性及现实性会让治疗师有一种技穷之感。

批判

尽管贯注学派的重点在于清晰的思维和"进入成人自我"的社会层面信息，但是这里的环境却极清楚地在心理层面上给予来访者一个处于儿童自我状态的邀约。的确，在贯注学派治疗中一些来访者也曾说：作为个体想要后退时会面临着巨大的压力。无疑，这是一对明显的矛盾。对于相当一部分来访者来说，这是相当困惑的体验。

提供一种修复性的、矫正性的情感体验的方法对很多治疗师而言非常具有诱惑力（Alexander et al.，1946），尤其是对于内心有着拯救梦想或者还没有放弃、也不愿意放弃梦想的治疗师而言，他们幻想用一个新的完美的童年来替代和弥补他们自己的问题童年（Davies and Frawley，1994）。再者，为满足来访者的需要而提供帮助会使治疗师处在一个永久的 "好客体"的位置上，而且不会提供负面移情的情境，并且，处理极端的挫折情绪，对于整体结构改变而言也是必要的。在实践中，提供诸如此类的"良好体验"会造成以下情况：来访者的要求持续增长、升级，治疗师因而会有倦怠之感。科内尔和邦兹 – 怀特（Cornell & Bonds–White，2001）进一步发展了这一批评，认为这类修复性方法可能会加强非健康的复合幻想。这类幻想的加强也适用于那些疑似将自己的需求强加于治疗关系中的治疗师。

雅各布斯（Jacobs，1994)也广泛批评了贯注学派重塑父母的方法，认为这一方法是建立在思想控制之上的，其特点是心理治疗个人崇拜，因而从本质上来说是缺乏职业道德的，是有问题的。谢弗非常依赖共识现实的概念，也就是说，一个现实的版本是由普遍的共识决定的。虽然这种定义在面对疯狂、扭曲的想法时会有用，但是共识现实的概念可能存在问题，因为普遍共识，甚至从更加宽广的社会视角看，可能也是错的，而且作为一种方法，普遍的共识，并不能解释多种现实或多种区分现实的结构。这个概念，如用于陌生的、嵌入文化价值参照体系的跨文化操作中也有可能出现问题（Hargaden and Sills，2002）。

莱文的权力循环理论及发展经证实也存在问题，它不涉及现有的研究儿童发展理论且与现有的这类理论不一致（Cornell，1988；Matze，1988），也有批评家认为它太具规定性、过分简洁、太具决定性。治疗师采用给予发展肯定也是有问题的，问题在于他们的做法暗含了将来访者幼儿化的做法（部分体现在他们强调 "给予许可"），又建议将治疗改变方法过简化。如果治疗能够像给来访者提供几条关键信息那样简单就好了！

毫无疑问，不少人得到了谢弗以及使用贯注概念和方法论的治疗者的帮助。然而，并不推荐使用重塑父母的技巧，需要参照批评及清晰的督导才能使用。但漠视和自大的概念却仍然是强有力的工具，治疗师可将其用于广泛治疗具有各种问题的来访者，也可以有效地从伦理角度用于扩大觉察力，对抗污染和脚本信念。

8

激进精神病学：基础

背景

"激进精神病学是一套有关人类心理情绪障碍的理论以及一套消除心理情绪障碍的方法"（Steiner,2000）。

激进精神病学是加利福尼亚伯克利的克劳德·斯坦纳（Claude Steiner）和奥基·威科夫（Hogie Wyckoff）等于 20 世纪 60 年代发展起来的，这个理论很大程度上受到卡尔·马克思（Karl Marx）、威廉·赖希（Wilhelm Reich）和 R.D.Liang 的影响(他们曾著有压迫对人的心理产生的负面影响的作品)，该理论还结合了 TA 理论，尤其是 TA 有关分析沟通、人与人之间压迫和自由机制的理论。

理念和方法

激进精神病学的中心原则是：精神问题是异化的体现，这种异化源于被孤立个体神秘化的压迫感。神秘化涉及对压迫的文化漠视或者文化辩护。压迫性的社会结构和神秘化迷思可促进个体情绪孤立感的形成。异化的公式如下：

$$异化 = 压迫 + 神秘化 + 孤立$$

激进精神病学针对异化的解药是：与人交流、消除孤立感,增强意识、揭秘压迫感,采取行动。因而形成了以下的公式：

外界的力量 = 接触 + 意识 + 行为

激进精神病学反对把心理治疗医疗化，也反对使用精神病术语和诊断标签，他们把这种做法看作是在心理障碍过程中被压迫和异化的例证。

阐释当事人的所在情境、对个体的影响以及他们与他人进行联系的方式将极端激进精神病学定位在我们称之为"二人半"的心理哲学方法。

关键的理论概念

异化

有三种主要形式的异化。每一种都代表着一个脚本类型：缺乏爱的脚本来自于我们爱的能力的异化，由于缺乏安抚而导致抑郁；毫无乐趣的脚本来自于和我们身体的疏离，其结果可能导致沉溺上瘾；无知混沌的脚本来自于与我们心智之间的疏离，主要来源于神秘骗局、谎言，以及因工人被剥削而出现与工作的异化。

令人不悦的父母

令人不悦的父母，后来被重新命名为"苛刻型父母"，指的是儿童自我状态中的父母。一般认为苛刻型父母是压迫信息的内化，就是这些信息会使异化永久不变。激进精神病学试图偏激地消除苛刻型父母的影响。

安抚经济学

安抚经济学（stroke economy）（Steiner, 1971）是一整套有关给予和接受安抚的限制性内在规则。安抚经济原则是由苛刻型父母实施制定，一般认为是被爱疏离的根源。安抚经济的破解方法是安抚的自由交换。

谎言和漠视

谎言和漠视被认为是远离头脑及理性思考的主要根源，彻底的真实性是矫正谎言和漠视的方法。

权力戏剧

人们常用权力戏剧来胁迫、压迫彼此。权力戏剧可以是物理的或是心理的，或粗俗的或微妙的：涉及谋杀、谎言、宣扬等，不一而足。

9

激进精神病学：方法

方法

团体心理治疗是激进精神病学派的主要治疗方法，是通过发现压迫感及"意识唤起"来探索压迫感背后的非神秘化过程。也会把非神秘化方法应用到带来沉重感的种族歧视、性别主义、恐同症、老年歧视、阶级偏见或其他压迫体系，这些体系往往涉及团体活动中漠视意识和权力戏剧的形成。

提倡平均主义和团体参与者的合作关系是激进精神病学团体活动的一个重要目标。各个团体之间会将合作协议视为工作规则并予以遵守。合作规则包括同意不玩权力游戏，特别是不做不真实的承诺和拒绝，以及避免扮演戏剧三角形（drama triangle）（拯救者、迫害者和受害者）中的心理角色（Karpman，1968）。在团体活动内外都提倡要意识到这种压迫感并且采取行动。如果人们要得到社会赋权，则必须具备符合社会要求的重要行为并加以改进。在相互支持的环境中，鼓励团体的合作者直面并且推翻其苛刻父母自我及其脚本。

团体活动可以下面几种形式出现：解决问题的团体；身体治疗团体，可以采用各种方法来提升对身体的认知及提升对感觉的认可；冥想团体，在这里治疗师是解决冲突的协助者、促进者。

批判

激进精神病学的许多概念如今在社会上被更广泛地采用，部分原因是受到女性主义的影响，意识到医疗及精神治疗机构从业者对病人的伤害，病人团体的形成，以及提倡平等、社会政治的更广泛的社会积极性的形成。因此，有人认为激进精神病学的一些想法有几分落伍，从文化和历史角度看，它仍然定格在激进的 20 世纪 60 年代的加利福尼亚的价值参照体系中。虽然激进精神病流派不鼓励受害者行为，但批评家们暗示它过度聚焦外在的及更加宽广的社会环境的做法，可能会导致使用者责怪该体系，而不愿承担个人责任。激进精神病学受到批判是因为过于理论化，也因为该心理治疗的技巧不容易获得（为获得更多的信息可参见 www.claudesteiner.com/rpprin.htm）。

10

整合性 TA：基础

背景

整合性 TA 主要由理查德·厄斯金（Richard Erskine）和他的同事吕倍卡·特劳特曼（Rebecca Trautmann）、詹妮特·穆森德（Janet Moursund）发展起来。厄斯金、特劳特曼、穆森德发展了一系列综合的理论概念和方法，选择并发展互相兼容的理论。

哲学理念和方法

整合性 TA 的主要外在理论影响包括自体心理学、格式塔（完形）及以人为中心的治疗方法。整合性 TA，跟 TA 其他方法一样，认为依恋与关系是人类的基本需要。缺乏联系型关系、中断关系型联系或关系型创伤是心理病理的主要成因。正如关系或关系中存在的问题是痛苦的基本来源，关系尤其是治疗关系被看作是改变和康复的主要途径。治疗师旨在为来访者提供一种联系型关系，这就为提升来访者意识提供了环境。在这一联系型关系中，新发现的部分被重新组合到自体上，分裂的部分被收回并重新拥有(Erskine et al., 1999：13)。伯恩在一些文献中把儿童和父母自我状态看作固定的自我状态，虽然其他时候他似乎持相反的意见。厄斯金也赞同这个观点，即把儿童和父母自我状态看作是固定的、未整合的自我状态。在改变的过程中，个人需要处理引发固化的经历并且把体验整合到成人状态(Erskine，1988)。

整合性 TA 承认：从本质上来说，人们在一生当中是渴望与他人建立联系、彼此依赖的。将人们对关系和联系的需求正常化，自体心理学中的自体客体移情概念（Kohut,1984）被整合到联系型需求中的事实，正好证实了其相互依赖性以及自体的持续性发展。内在或者外在的联系都被认为是健康的人类功能的主要特点。

整合性 TA 一般被看作是一人半心理疗法，因其重心放在提供一个移情、矫正的经验，治疗对象是发展性的关系型欠缺（Stark，2000）。然而，当重点强调修复的时候，它又被看作是一人心理疗法。一般认为病理心理学是采用了一种欠缺模型（Lapworth et al.，1993），因为病理学就是建立在一种内在联系和人际关系欠缺的模式之上的。

关键的理论概念

整合性 TA 中采用的交互沟通分析概念主要有：自我状态、脚本扭曲体系（整合性 TA 文献及本书中称之为脚本体系）。整合性 TA 也从其他理论方法当中引用了一些理论。

接触

接触的概念来自格式塔治疗方法（完形疗法），也采用了以人为中心的理论，尤其是罗杰斯的六个充分必要条件（Rogers,1957）。整合性 TA 强调内在接触和人际接触的重要性。内在接触可看作是个体对自身内在体验较了解的状态，用 TA 的术语可表述为对内在经验的漠视程度达到最小化。接触被看成一种持续变迁的动态，人际接触则被看作是一种主要的令人满意的促进力量，其特点是亲密性、缺乏防御性。如个体体验了人际接触的重复性缺失过程，就会通过形成脚本决定来处理这些体验和随之而来的认知失调，以便使接触缺失合理化。

调和

整合性 TA 吸取了斯特恩（Stern，1985）有关调和的工作成果，认为缺乏调和是创伤性体验，持续性、反复性缺乏调和，以及随之而来的累积性创伤被认为是脚本信仰发展过程中的一个决定性因素。调和与共情的相似之处在于来访者的主观体验被密切关注。然而，在调和过程中，治疗师是以一种互惠的恰当情感来做出回应的(Erskine et al.，1999)。

关系型需求

厄斯金和特劳特曼（Erskine and Trautmann，1996）发展了八种关系型需求。这些需求不被看作病理性的，但却被认为是人生中持续性的关系型需求。关系型需求被看作是海因茨·科胡特（Heinz Kohut）对自体客体转移的进一步阐述（Kohut,1984），这一理论涉及镜像原理、理想化及另我的自体客体转移，这些都被认为是持续性的需求。当然，人类有很多种关系型需求，并不只限于八种。但是，目前所描述的八种关系型需求是由厄斯金和特劳特曼在反复出现的心理咨询主题中确定的。这八种关系型需求如下：

- 安全

- 重视

- 接受

- 互惠

- 自我定义

- 影响

- 重新开始

- 表达爱

根据厄斯金的观点，关系型需求一旦受挫或者没有被满足，不仅会导致脚本决定，而且也会导致游戏及其他的病理性过程，因为这时个体在寻求一种满足这些需要的方式，只不过是以一种脚本的且痛苦的方式去获取满足。诊断及注意满足关系型需求反过来能减少游戏的必要性 (Erskine et al., 1999)。

脚本体系

脚本（扭曲）体系用于理解个体脚本的动态，以及个体脚本相互支持的特点（Erskine and Zaleman, 1979）。

并置

厄斯金和特劳特曼（Erskine and Trautmann, 1996）确认了并置法。在并置过程中，深刻的移情、调和的接触对于来访者来说是极度痛苦的，因为与他们不调和的体验形成对照，会激活不同的儿童应对和迄今为止仍埋存起来的反应。治疗师需要当心并置反应，如发现来访者正经历痛苦的并置反应时，则需放慢治疗进程。

11

整合性 TA：方法

方法

整合性 TA 的主要方法有探寻、调和、介入（Erskine et al.,1999）。这三种方法相结合创建出一个敏感、共情的治疗方法。

探寻

探寻又被细分为不同的领域咨询：现象性探寻，对来访者历史和期望的探寻，应对策略、选择、脚本决定的探寻，以及关于来访者脆弱感的探寻（参见第 19 个关键点）（Erskine et al.,1999）。探寻要出于对来访者及其咨询过程的尊重，出于对来访者的真正兴趣。咨询的目的是提升意识，促进内部和人际联系（Erskine et al.,1999）。

调和

调和是一种关键的治疗技术，始于治疗师与来访者的移情共鸣，但是在治疗师对来访者的相应回应处于开放状态时会被加入此过程当中。调和的焦点包括调和来访者的关系型需求（调和回应旨在满足治疗关系中的关系型需求）、他们的发展问题（与发展停滞或欠缺相关；这个问题可以通过建立退行处理）、认知过程（旨在进入来访者的价值参照体系，理解他们的思考方式以及所思考的内容）、节奏（这一部分涉及细致地规划时间、按部就班地完成工作）以及情感调和（这涉及以相应的情感作出回应，比如用同情应对忧伤）。

介入

介入是一个较难触及、倾向于态度层面的治疗活动。"探寻是关于治疗师做了什么，介入更多的是关于治疗师的存在"（Erskine, et al., 1999）。介入需要治疗师愿意受来访者的影响，并且要做出承诺，尽力帮助每一个来访者。介入的另一个特点是持续性职业发展的承诺。介入，在实践意义上主要体现在以下几种治疗策略上：作为一个人，来访者、他们的体验以及他们是谁需要被认可；确证来访者以及他们的情感现状，使之正常化（"那听起来是对困难的情境相当正常且可理解的反应"）；最后一点，通过治疗师的存在体现出来。存在也许是最不可触的特性，因为一个人可能可以感受到某人的存在，也可能感受不到。厄斯金等（Erskine et al., 1999）请治疗师对来访者保持好奇，维持内在及人际接触，充满耐心，善始善终，保持开放的心态，愿意在情感上受来访者的影响。

正如厄斯金等所描述的，整合取向很大程度上沿用了完形疗法中两张椅子的方法，与再决定治疗框架中使用类似方法的 TA 治疗师相似。另外，一些整合性 TA 治疗师也在使用退行等技术。

批判

一些批评家认为整合性 TA 使用退行技术是一种幼儿化方法。"提供"移情可能会促进或者使一种理想的移情永久化，这会增加来访者幼儿化的可能性，尤其是对一些治疗师而言，他们正在努力与接受来访者的负面移情或敌意作斗争，而且想要保持一种良好的客体地位（Cornell Bonds-White, 2001）。

一些批评家认为，整合性 TA 大幅度地偏离了 TA 的理论和实践，尽管这一理论建立在自我状态和脚本（尤其是脚本体系）的 TA 理论基础之上，并且采用的是伯恩的人类饥渴动机理论。

12

认知行为 TA：基础

背景

认知疗法的先驱是阿尔伯特·埃利斯（Albert Ellis）和艾伦·贝克（Aaron Beck），他们和伯恩一样，最初参加精神分析师的培训，但后来出于对治疗有效性的追求，放弃了精神分析，转向学习其他流派。

认知治疗师采取的方法，包括挑战没有帮助的思维（污染），到侧重行为的改变等，这些方法在早期 TA 中都被强调过，正是这些方法赋予了 TA 认知行为的特点。TA 认知行为治疗方法一般不被认为是传统的 TA 学派，然而很多交互沟通分析师都在实践中运用它。

从概念上看，伯恩给我们提供了一种人际行为分析工具，这种工具是与社会控制治疗法相一致的……阅读伯恩的著作会给人留下这种印象：无意识的过程从前门被接受，然后从窗户扔出去。伯恩方法论一直保持着精神分析的特点，但是他的概念机制看起来与认知行为治疗或者沟通培训模式更相关。

(Terlato，2001: 106)

在当前的环境中，认知行为治疗（CBT）比起其他的疗法更受欢迎，而且这

种治疗通常持续时间比较短。现在许多 TA 治疗师的身份都是认知交互沟通分析者
（English，2007），当然一些 TA 治疗师会告诉准来访者自己会提供 CBT 疗法。

理念和方法

认知疗法有一个假设：一些心理问题的根源在于个体形成了没有帮助的思维模式。事物本身不会被认为是困扰，让我们痛苦的是我们对这个事物的反应，以及我们怎样看待这些事物。认知治疗师试图揭示这些无帮助的思维过程背后是什么（这个过程有可能是清晰的，或根本就是无意识的，或者在意识的边缘上运转），并且系统地改变它。刻意地改变思维模式被认为可能会减轻情绪困扰。同样，行为改变有时候也被认为可能促进全面的正向改变，尤其是当他的正向行为在思想内容上得到相应的正向改变补充的时候。比如，一个很抑郁的人，几个月来做的事越来越少，可能会和他的治疗师协商出一个长长的任务清单，清单上的内容从最简单到最难一一囊括。 来访者会介入最简单的任务中，然后通过内在的对话表扬他们自己完成了这么一项任务，从而改善他们的现状。

伯恩独立于认知治疗师之外发展了 TA，然而，伯恩的成人自我状态概念和成人污染给 TA 提供了一个认知工作框架（Schlegel，1998）。同样，对合约和行为改变的强调也给 TA 提供了在认知层面进行治疗的框架。伯恩的"头脑中的声音"（Berne，1972）这一概念，为治疗师提供了一种用内在对话开始理解和工作的方式。TA 治疗师们用这一概念请来访者意识到他们内在的对话，如果对话不容易被意识到或者不易辨识，那么就要帮助来访者意识到这样的对话正在发生。这个概念与认知行为治疗中用于识别消极自动思维的过程很相似（Sander and Wills，2005）。伯恩采用的改变过程的方法是"当下改变，之后分析"，这种方法与认知行为改变方法是对等的。CBT 方法认为行为改变不需要内在的精神上的改变就能够发生，而且内在的改变有可能通过行为改变实现。社会控制和症状缓解可以提供足够的可持续的改变，反过来又会为来访者提供进入脚本改变的跳板。当然，认知行为 TA 因其结构严密、聚焦的干预手段而适用于有限时间内的治疗。

认知行为 TA，因其重心在内在冲突的认识和解决上，而且治疗师是处在客观的观察者位置上，因此可把它定位为一人心理方法（Stark，2000）。

关键的理论概念

认知行为 TA 的概念大部分来自于 TA 经典学派，可用来发展 CBT 式的干预。

13

认知行为 TA：方法

方法

去污染

去污染的过程中，污染信念经过审查、遭遇挑战（Berne，1961），一位认知治疗师会请来访者注意自己隐含的、所信奉的"应当"及"应该"，并且系统地挑战它们（Harper and Ellis，1971），同样，一个交互沟通分析者会挑战类似的父母自我污染（James and Jongeward，1971），儿童自我污染也在现实中检验信念和体验的有效性，作为污染的"支持证据"。"一位交互沟通分析者认为，从埃利斯和贝克的解释中受益最大的是获得了去污染的方法。"（Schlegel，1998:273）

行为合约和家庭作业

TA 治疗师及其来访者经常合作签订一系列行为合约并布置家庭作业，这二者都是为了获得完整的治疗合约而采取的步骤。

自我状态量表

杜塞（Dusay，1972）的自我状态量表是一种认知行为方法，其焦点在于行为改变。个体会识别哪些是他们想要减少或增加的功能性自我状态。这一方法涉及刻意、系统地提升与成长期望相关的领域，其运行原则是：个体想要减少的自我状态行为会自动减少。

脚本（扭曲）体系

识别脚本信念可使它们经得起时间修正的检验（Erskine and Zalcman,1979）。同理，对扭曲脚本过程内在体系以及可观察到的行为的认识，可以用作发展脱离系统（非增强系统）的策略。扭曲脚本幻想的探索和修正可以使用一系列认知行为方法。虽然这一方法会脱离脚本体系，但它不会解决扭曲背后的驱动力。需要脱离困惑和再决定才能完全解决脚本体系问题，脚本体系未必是认知行为概念，虽然它可以以认知行为方式使用。有趣的是，现代认知行为治疗师正使用明确表达来访者信念的方法，这种方法包括对自己、他人以及世界的信念，这与脚本系统有惊人的相似之处（Sanders and Wills,2005）。

自我抚育

穆里尔·詹姆斯（Muriel James）（1974 & 1981 & 2002）发展了一种自我抚育的方法，它涉及个体识别了其父母抚育中的欠缺，然后采用一系列自我抚育的行为。詹姆斯的观点是，这种行为会引发父母自我状态的改变。然而，值得怀疑的是有意识地参与某种行为可能会导致个体过多地改变其父母自我状态。这种方法，凭借修正内在的批评性对话（挑战消极自动思维），也许可行。一般认为这种对话是父母自我状态驱动的过程，然后代之以更为积极的成人自我对话：这显然是一个认知策略。持续加强自我抚育行为会导致新型的自我安抚行为，有可能改变根深蒂固的自我忽视模式。

对抗漠视

谢弗夫妇（Mellor and Schiff, 1975；Schiff et al., 1975）发展了漠视概念，把矩阵图作为处理扭曲思维过程的工具和参照体系。

> 使用漠视矩阵图可被看作是与伯恩描述的去污染工作并行的，去污染起到释放和加强成人自我状态的作用，它提供了一种优雅的认知心理治疗方法，可用于处理问题情境。
>
> （*Schlegel*, *1998:274*）

批判

对 TA 认知行为方法的批评之一：它可能成为一个"流于表面"的方法，因为侧重行为改变未必导致内在结构改变，未必能解决个体脚本的无意识部分。该方法有赖于最初的成人自我机制的充分程度以及来访者进入合作关系的能力，这对于有严重困扰或心理伤害的来访者是很难的。

> 若治疗师强调的仅仅是认知或行为改变——比如面质心理游戏或扭曲……或确定个人应如何行为或思考——那么心理治疗过程会用另外的结构来替代过度使用、僵化的结构。
>
> （Erskine, 1998：138）

我们首先体验思想，然后从思想引发情感，这个前提不能得到神经科学的支持，因为所有的刺激都是在大脑的情感中枢得到处理，然后在管理理性思维的大脑区域中被处理。再者，思想和情感分成两个截然不同的功能种类的做法，是"没有整体价值感的过简化，无论从哲学传统还是从现代认知科学角度来看都没有可信度"（Roth and Fonagy, 1996:6）。的确，现代认知行为 TA（CBT）按照神经科学的发展，从心理治疗研究角度对其理论进行了调整。然而，至于倡导将"思想优先于情感"作为改变的根本方法，治疗师应更谨慎。同样，行为改变和知识不可能引发永久的心灵改变，因而一定不能被误做确凿的证据，证明时间未消逝，改变确已发生，证明改变"在压力下依然稳定"(Woollams and Brown, 1978)。

14

心理动力TA：基础

背景

伯恩在他的美国国际TA协会(ITAA)临床基础科学课程中清楚地陈述到：TA心理治疗师必须在理论上有精神分析基础。的确，伯恩的很多文献中都假设读者在一定程度上熟悉精神分析理论，伯恩早期的作品中曾提到"儿童自我状态的去混乱（deconfusion）"和"脚本治愈"等精神分析术语。

伯恩有关心灵内部的力量作用于个人的理解是从心理分析中借鉴而来的。只有在充分、全面地理解心理分析的基础上才能真正了解他的思想……后来的读者，若缺乏此类背景知识，可能会错失其中一些奥妙。

（Clarkson，1992:4）

直到1972年辞世前，伯恩还称交互沟通分析师与弗洛伊德有关。交互沟通分析师分析已然成为无意识的孩童体验和脚本，使个体形成重复、可预测的人际行为模式。

（Novellino，2003：152）

伯恩在很大程度上受到他的两位分析师保罗·费登（Paul Federn）和爱德华多·韦

斯（Eduardo Weiss）的影响，这两位心理分析师都是著名的自我心理学家。TA中的自我心理视角，以及 TA 对"适应、现实测试、自主性、自我责任"等观点的兴趣，依旧存在于自我状态（首先由费登提出）的概念中（Sill and Hargaden，2003：ⅩⅥ）。TA 在许多方面也可以看作是一种客体关系疗法，因为个体的主要动机是接触和关系的需要（Berne，1964 & 1972； Novellino，2003）以及人们本质上生来就是寻求关系和安抚的。

理念和方法

心理动力治疗方法有如下基本假设：

① 心理病理学以及心理／情绪冲突的根源在于儿童时的经历；

② 人们通常意识不到这些冲突，因为这些冲突基本处在无意识状态；

③ 无意识的素材在治疗中会浮出水面，通常是间接地通过转变或者象征的手法出现 (Mcleod, 1998)。

以上几点对于交互沟通分析师来说并不陌生，的确，脚本这类概念是基于这样一种假设，即脚本主要形成在儿童时期，大部分时候是无意识运作，并且间接地显露出来（Berne,1966；Woollams and Brown,1978； Stewart and Joines,1987）。

一般来说,心理动力TA是一人心理方法(Stark,2000),虽然根据从业者的情况,它可以具备一人半心理或者是两人心理方法。同样，心理动力 TA 经常性使用一种冲突模式来理解心理病理学并进行治疗，虽然个体的从业师也会在工作中使用欠缺或者混乱模式（Lapworth et al.,1993）。

关键的理论概念

许多 TA 核心理论有助于以直观的方式理解无意识过程（详见第 26 ~ 28 个

关键点）。许多主要的心理动力疗法的概念被合并到 TA 中，比如压抑。心理动力
TA 没有独创某些特定的理论概念，因为其重点是在 TA 理论和方法的应用和使用上，
而非创立新概念本身。本质上，混乱、随之而来的去混乱的概念以及伯恩"弯曲的硬币"
（Berne，1961）的类比中对过去的强调包含了心理动力的一个概念，即在个性形成
过程中"过去"的重要性。

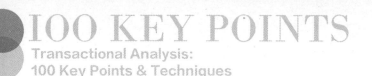
15

心理动力 TA：方法

方法

"洞察力三角"：在这里、在那里、在当时（Jacobs，1988）。

心理动力方法对来访者情感和经验的探索体现在："这里"，即治疗关系中的经验；"那里"，即治疗室之外其他关系；"当时"，即过去的关系和体验。治疗师在每次治疗过程中都会关注以上三个方面，而且会在"洞察力三角"的每个点之间建立联系（Jacobs，1988；Luborsky,1984）。在整个治疗过程中，治疗师为了产生更多的洞察以及促进未解决情感的最终解决，会做出各种阐释来链接这些点，并且会反复唤起由这两到三个点引发的情感。站在 TA 的角度，这种链接可以促进对绑定关系（Kupfer and Haimowitz,1971）的探索，以及混乱状态的脱离。

阐释

在一定程度上，阐释干预是移情回应的发展，这种回应试图强调未完全表达的情感和思想。然而，有一点不同，即移情的回应指向有意识或者半意识状态的情感。对此，虽然未能以清楚的言语对自己或者咨询师表达出来，但来访者已意识到了。阐释性回应的目的更多地在于阐明无意识的情感或思想。对此，来访者是没有意识到的。高明的阐释能观察到极其接近表面的情感而又允许这种情感在意识中存在。

（Jacobs, 1988:35）

　　阐释也可以是"双重逻辑交互"（Novellino，2003）及其所包含的无意识内容。根据假设，来访者会无意识地抵御某些情感，尤其是在治疗过程中被唤起的那部分情感。所以，通过讨论与其他人的关系问题，会在治疗中间接地谈论这类情感。比如说，因为治疗师度假导致治疗中断，恢复治疗后的第一次会谈，来访者谈到一些朋友聚会吃饭没有邀请自己，他感到怎样愤怒、受伤以及被排除在外。治疗师会询问来访者是否对于治疗师和他们的关系也有类似的感受（Gill，1979）。

　　心理动力TA与关系型TA有很多共同之处，但又彼此不同。在心理动力TA中移情被认为与来访者结构和病理相关，治疗师会将自己定位为该过程中的观察者与解释者（一人心理疗法）。在关系型TA中，虽然移情的确包含与来访者结构和病理相关的因素，它也部分地被看作是在当下，由来访者与治疗师真实的互动所激发、共同创造的过程（二人心理疗法）。

批判

　　一些TA从业者强烈批评心理动力TA的发展，因为他们认为TA首先是由伯恩将其作为脱离心理分析的一种方式而提出来的，所以任何回归心理动力的视角都被认为是倒退。心理动力TA从业者在回应这一批评时，认为心理动力概念会意想不到地丰富和深化TA理论，而且认为许多早期交互分析心理师全盘否定心理分析观点的做法是很保守的，这种做法在当时为TA自成一体起了很重要的作用，但是在这个后现代、多元化的世界里已经不合时宜了。

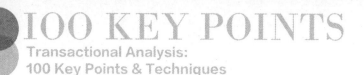

16

关系型 TA：基础

背景

关系型 TA 在过去二十年一直作为新兴的传统在发展（Cornell and Hargaden，2005）。哈根德和希尔斯（Hargaden and Sills，2002）认识到更多的来访者呈现出自体紊乱状态，诸如边缘型人格、自恋、精神分裂症等症状有所增加。因此，他们开始了关系型治疗的旅程。

> 伯恩在最初的文献中写道，一般的来访者都被推定为压抑、受规则束缚的个体，这些个体需要隐喻治疗"溶剂"，把他们从各自的脚本中解放出来。而我们现在进入 21 世纪后，"典型"的来访者需要的不是溶剂，而是"胶黏剂"。
>
> （*Hargaden and Sills*，*2002*）

为了适应这种需要，他们重新回到心理分析概念上，开始发展与他们自身及当事人的经验相匹配的 TA 模型，并且整合了现代心理分析的新发展，包括对关系与主体间性的关注，以及儿童发展理论的应用，比如说丹尼尔·斯特恩（Daniel Stern）的研究（Stern，1985）。

理念和方法

关系型 TA 强调治疗中非意识过程的出现和分析。与目标导向的行为型 TA 相反，关系型 TA 治疗师考虑的是改变的深层次过程，治疗师和来访者注意的是无意识过程的出现。这一过程是治疗师和来访者之间一个个动态的瞬间点构成的。目前心理师治疗研究的重心在治疗因素上，关系型 TA 治疗师与此观点一致，也把治疗关系看作是改变的主要推动力。

关系型 TA 也重视治疗师带到治疗关系中的东西，以及治疗师自身的脚本问题和无意识过程。 一名关系型 TA 治疗师会小心注意自己的这个过程，以及这个过程将如何影响关系以及来访者，并且会以一种不间断、开放的方式更多地了解自身的无意识过程。关系型 TA 的一个关键原则是治疗师也会被治疗关系所改变。 这是有道理的，因为我们认为自身的脚本经常会限制自己与他人的连接方式，在与来访者的相互关系中，诚实、亲密的沟通，能够将治疗师反复推向超越我们自身的脚本而进入新的相互关系模式。斯塔克 (Stark，2000) 出色地总结了心理治疗的相互关系方法以及改变机制的相互关系视角：

在关系型模式中，关系的协商及其变迁（一种持续性涉及来访者和治疗师之间互动的关系：作用／反作用／相互作用）构成治疗行为的轨迹。有改变能力的是当下发生在来访者和治疗师之间的活动……在相互型模式中，焦点是作为主体的治疗师——一个真实的主体，她在使用自体（也就是使用它的反移情）来参与，或者被动地参与和来访者的互动。

（Stark，2000: xxi — ii）

使用斯塔克 (Stark) 的模式，使关系型 TA 称为二人心理模式。

关系型 TA 方法的另一特点是对共同建构以及意义多样性的欣赏（Hargaden，

2007:10）。很重要的一点是"学会把握各种各样的可能性，而不要仅仅局限在唯一一种解释上"（Hargaden, 2007）。对话、在治疗关系中探索关系型辩证逻辑，以及在治疗外其他关系中，来访者如何应对这种逻辑的核心张力等问题，经常存在于关系型方法的治疗方案中。在最早的相互型辩证逻辑模式中，存在于任何关系中的核心张力很显然是一对矛盾的需求：私密对透明；新奇对可测；自主对联系（Griffin, 2003）。个体有可能同时受到不同维度中单极或两极的牵引。这种冲突和张力会让人失去方向，在任何关系中双方都很可能受到其持续张力的影响。双方的交流要求他们找到某种平衡点，解决其核心张力紧张感。可以认为，许多脚本决定源于过去核心张力的互动，较为脆弱的一方（儿童）服从于更为强势的一方（父母），形成隐性的信念和对这一过程进行合理解释的期待。

关系型 TA 感兴趣的不仅是来访者如何在咨询室内、外重复自己的脚本，还有察看治疗关系的特点，这些特点是独特的，同时也是独特的来访者与独特的治疗师互动的产物。提升来访者生命中所有领域的关系是关系型治疗的核心内容。

主要的理论概念

哈戈登和希尔斯（Hargaden and Sills, 2002）提出了一种替代模式，称作儿童自我状态第三顺序结构模式。主要的不同之处在于，他们在图表上将父母自我（P0）、儿童自我（C0）标记为重叠的状态，两者之间是成人自我（A0）。这一修改的灵感来自于儿童发展理论学家丹尼尔·斯特恩（Stern, 1985）。在斯特恩的研究中，"自我"来自婴儿及主要照顾者之间的互动（斯特恩称之为涌现的自我）。这一自我并不是独立或自发发展而来，而完全由交互沟通过程塑造。圆圈的重合就是通过自我状态模式的视觉隐喻游戏来阐释这个过程。主要的照看人为幼儿提供重要的情感规范功能（Stern, 1985）。对幼儿来说，这个情感的规范并非来源于自我的外在。随着时间的推移，他人的关系功能成为自我的一部分（随着主要的大脑结构如眶额回趋于成熟）。相互影响的发展过程，加上自体与他人区分的相对缺失，意味着在早期自我与他人的界限不明显，以及相互沟通中质的、情感的特点会内化成为个体自我意识的一部分，这会被储存在早期父母自我状态中。

幼儿和主要照看者彼此影响，这种关系的性质被内化并记录在个体的规约当中，这一规约就构成了我们脚本的基础。在治疗中注意移情及反移情能让我们进一步了解并改写规约及其无意识过程。

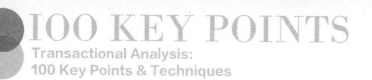
17

关系型 TA：方法

方法

关系型 TA 中所使用的主要治疗干预手段是共情沟通（Clark，1991；Hargaden and Sills，2002）。伯恩八种治疗运作方式的修改版给我们提供基本的共情背景知识。阐释也有所使用。然而，共情和阐释干预主要用于分析、解释、加强和处理当下治疗中正在发生的过程。关系型治疗师通常会关注来访者对治疗师的影响、治疗师对来访者的影响以及他们之间当下的交流（Stark，2000）。

一位关系型 TA 治疗师会探索来访者在其他治疗过程中的关系，同时探寻其在其他关系中的体验（详情见第 15 个关键点之双重逻辑交互）。来访者无法在间接的环境和方式中通过与治疗之外的人谈论治疗过程，来宣泄对治疗师隐藏或者压抑的情感。治疗师会请来访者探索他们是否对治疗师有着同样的情感（Hargaden and Sills，2003；Novellino，2003；Gill，1979）。

所有的交互沟通分析师试图为来访者有毒的内在投射解毒。治疗师采用再决定 TA 的方法帮助来访者与内在投射抗争，调动儿童和成人的能量来挑战这些内在投射的能量，有时可以摆脱投射的很多方面。关系型 TA 采用完全不同的方法。治疗师认为仅提供一个好的、矫正性的体验，或者参与分析，或者试图调动力量对抗内在投射是远远不够的，就算发生了改变，内在投射依然存在。处理这类投射的一个关系型方法是在隐喻概念上为其腾出空间，以移情或反移情矩阵出现在治疗中。在这种情况下，治疗师会采用来访者对消极、不好的客体投射做出移情投射，进行重新改写。在这个过程中，关系型治疗师认为，现有的投射毒素已被清除、已被改写，与投射紧密联系在一起的相互关系型冲突在治疗过程中已被解决。

批判

对于初学者来说，关系型 TA 的理论是难以理解的。已出版的一些论述关系型方法的文章，由于使用了高级的心理分析理论而显得晦涩沉重。但是实际上对于那些以此方式来开展工作的人们来说不造成任何负担，而且一些实践性的建议和推荐唾手可得，因为哈戈登和希尔斯的书里充满着实践性的忠告、建议，叙述性的解释及讨论过的理论。从源头上看，并非所有的相互性关系治疗都是心理动力性的。萨马斯和图德（Summers and Tudor, 2000）发展的共创式 TA，是一种关系型治疗方法，但它却不是建立在心理动力的基础上，而是建立在以当下为中心的方法上，比如完形治疗。对关系型分析方法的批评认为，关系型 TA 常常使用复杂的语言，这与 TA 的精神是相悖的。然而，关系型 TA 治疗师们回应：有一些过程不易理解与描述，使用的语言就反映了这些现象的复杂性，体现了我们精妙的理解力。

IOO KEY POINTS

交互沟通分析（TA）：100 个关键点与技巧

Transactional Analysis:
100 Key Points & Techniques

Part 2

第二部分

治疗关系

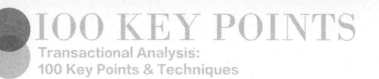

18

初始治疗

治疗的初始阶段为后续的工作设立了场景,使来访者适应治疗中不同寻常的情境。目前已有相当数量的证据表明,一个强有力的工作联盟是治疗成功最可靠的指标(Orlinsky et al.,1994)。工作联盟是在初始治疗阶段中形成的,因此初始治疗阶段对于治疗结果来说是至关重要的。

科内尔(Cornell)认为初始治疗的任务是介入与合作,在这个阶段,治疗师会向来访者澄清治疗将如何进行(治疗将涉及什么)以及评估(Cornell,1986)。初始治疗的一个关键是让来访者讲述他们自己的故事,治疗师的工作是仔细倾听,并配合恰当的提问与澄清问题,以获取来访者的必要信息。来访者一般会有以下表现:急需被理解,在情感上需要有安全感。为了达到这个目的,治疗师需要给予常规的共情回应,将理解信息传递给来访者。重点在于建立"合约前的链接"(Lee,1998)。只有这样,治疗师的干预才可能简单且最小化。在这个阶段,治疗师对来访者的治疗进程构建了一个详尽的全貌,注意到来访者生活及治疗呈现方式中出现的模式。

我个人喜欢的开场白是:"那么,请告诉我,是什么促使你来到这里进行咨询的呢?"这是一个开放性的问题,给来访者留下了许多空间谈论他们关心的问题、治疗的原因以及一些过往史。一些治疗师会使用更直接的提问方式:"你为什么来治疗?"有时,尤其是当对方讲述冗长、复杂、涉及很多内容的故事的时候,有必要打断对方,要求澄清问题。开场白后可以接着提问,请来访者谈论他们的治疗目的,可用于早期工作合约的建立。这种提问的典型例子:"跟我讲讲,你想从治疗中得到什么？"来访者的回应常常是要阻止什么发生，或去除什么（如"告别抑郁""不再焦虑"）。在这一阶段，可以大致获得来访者想要什么的充足信息。此后在治疗中，可用正面、具体的语言去加强合约。询问来访者对治疗师的期待、治疗的一般情况以及治疗中会发生什么，通常也是很重要的。如果治疗双方对治疗任务的看法相去甚远，那么治疗的道路从一开始就是不平坦的。

科内尔提倡这样提问："对于我，你需要知道些什么？"（Cornell，1986）这样就可避免治疗师（出于好意）提供一些来访者既不想知道也无需知道的信息，而令后者手足无措。经过这一治疗时段后，来访者感到治疗师是真正尝试着了解他们、发现他们的问题，而不是感到他们对治疗师的了解多于治疗师对他们的了解。

在初始阶段，来访者要体验一下治疗师治疗的相关内容是什么，他是如何治疗的。为了达到这个目的，治疗师需要介绍一下干预措施，并在挑战与支持之间找到一个适当的平衡点。如果来访者感到面临的挑战太大，他们会感到害怕，或感觉被冒犯，继而放弃治疗。如果挑战难度不够，他们会感到治疗师没有足够的能力帮助自己作出改变。治疗结束时，来访者需要对治疗师如何进行治疗、"治疗"包括哪些内容有所体验。最好是亲身体验，而不是借助于解释。科内尔也建议初始阶段治疗师需注意"洞察力三角"（请参看第15个关键点）。我赞同他的观点，因为这么做意味着，从一开始就请来访者进入了合作状态。从合约的角度来看，来访者真正体会到心理治疗工作的性质，可促进"知情同意"（Cornell，1986；Steiner，1974）。从一开始就明确治疗关系的做法也是明智的。亚龙（Yalom，2001）也提倡在第一咨询时段就与来访者订立合约，说明以下问题：

显而易见，我们需要处理的问题之一是你与他人的关系。对我来说，我很难知晓这种关系中你所面临的困难的确切性质，因为我只有通过你的视觉才能了解你生命中的其他人，有时你的描述可能无意中有失偏颇。我发现我将给你更多帮助，因为我会关注我拥有最精确信息的一种关系，即你我之间的关系。正因如此，我会常请你注意我们之间正在发生些什么。

(Yalom, 2001: 85-6)

据我的经验，绝大多数来访者很愿意接受这样的方法。

从评估角度来看，应采用一种更为整体性的观点，这与纯粹聚焦问题和来访者病理的观点完全相反（Cornell，1986）。关注问题领域，同时了解来访者的优势，可以促进治疗朝健康和优势提升的方向发展。

19

治疗性探寻

探寻也许是每位治疗师除倾听外都会使用的第二种工具。作为一名治疗师，即使仅仅使用探寻这一种手段，也会取得一定程度的成功（Erskine et al.，1999）。治疗性探寻的基础是对来访者及其经历有真正的兴趣，且充满敬意、善良地去探寻（Hargaden and Sills，2002）。咨询过程背后的意图是觉察力的加强，这种加强是针对来访者及治疗师双方而言的。充满善意地、小心地进行咨询，常会让来访者在治疗师的干预达最小化时，看到自己的想法，并对其问题做出解答。简洁的治疗性探寻会使来访者的觉察力不断提高、整体感增强。对于治疗师来说，简洁的探寻有助于创立与来访者有关的信息知识库。从治疗的整体过程来看，简洁的探寻可促进来访者谈及自身和他们深层的心理过程，它会强化责任的掌握，并暗含了解决问题的潜力。

厄斯金等（Erskine el al.，1999）提供了一个探寻领域的"菜单"，它包括：生理感觉和反应、情感、记忆、思想、结论以及"似乎"脚本决定；来访者赋予经验的意义；希望和幻想。这个菜单还不够详尽，但可作为建议，供治疗师参考。厄斯金等（Erskine el al.，1999）也强调了促进联系的咨询的重要性，包括内在联系和人际联系。

最近咨询界已转向心理化等概念（Fonagy et al.，2002）。心理化是对他人的心理状态及意图（比如目标、情感、目的、原因）作出的推测，它涉及"富有想象力"的共情(Batemann and Fonagy，2001)。心理化被看作一种关键的生命技能，是情感规则的一部分。把心理化作为刻意使用的干预手段，以及提升来访者的心理化能力，是治疗中呈现问题的重要组成部分。通过治疗性探寻的使用，心理化得到了大幅度提升。咨询帮助治疗师将来访者心理化，并且请来访者把他们自己内在的经验心理化（参见第 92 个关键点）。

探寻在其他很多干预中起到核心作用，比如，可通过"盘根追问"（downward arrow）(Berns，2000) 的认知治疗方法有效地实现去污染。明确化是伯恩八种治疗方法之一 (Berne，1966)，它可支持并促进咨询：目标是在自己以及来访者的头脑中固定某些信息，以供将来使用 (Berne，1966)。在总结或强调咨询中出现的关键点时，明确化可能非常有效。它并不涉及阐释，只是聚焦于来访者所表达的内容上，是一种共情探寻的形式 (Hargaden and Sills,2002)。

20

共情的核心

　　自芭芭拉·克拉克（Barbara Clark）发表了一篇论文，论及共情及其在去混乱(Clark, 1991)中所起的作用后，"共情"就此在TA地图上就占了一席之地。之后，许多其他TA学者包括厄斯金(Erskine, 1993)，厄斯金和特劳特曼(Erskine and Trautmann, 1996)，哈德戈登和希尔斯（Hargaden and Sills，2002）以及图德(Tudor, 2009)都发展了这一概念。

　　伯恩在文中很少提及情绪，以及如何应对各种情绪，但他始终对治疗师致力于来访者的现象学工作感兴趣，现象学即来访者的意义构建，自身、他人以及世界的内在体验。若要运用现象学咨询，治疗师需要阐释及询问来访者的情绪世界。达成共识的是，体验共情对形成自我感知的"统一"（cohesive sense）是极为重要的(Hargaden and Sills, 2002)。斯特恩（Stern，1985）广泛论述了儿童自我发展中情感协调的核心及重要性。

　　那么共情是什么呢？共情意味着超出我们的价值判断框架、是非感或者事物应当如何的思维模式。共情是要进入来访者的参照体系，像他们那样去看待以及体验这个世界。我们对来访者产生共情时，就会了解来访者的经历及其现实情况。共情并非对来访者表示赞同或者反对，也不是让他们安心，或安慰他们或给他们提供支持。共情可能令人满意，但共情回应的意图并非是一定要让人满意，它只是与来访者的经历产生共鸣。比如，在一名来访者直接到治疗师处寻求安心的情境下，治疗师的共情不会提供使其安心的承诺，但会对来访者的需要体验以及加强安心要求的情绪产生共情。

共情由两方面构成：共情式理解（倾听）和共情式回应。除非有效地传递给来访者，否则在很多方面，共情式理解是毫无用处的（Rogers，1957；Clark，1991）。斯特恩（Stern，2004:241）把情感协调（affect attunement）看成"来自内心的一种模仿方式，一种经历是什么感觉，而不是如何用行为表达"，它还包括从强度、形式、旋律角度关注情感的时间动态。

共情意味着进入他人的私人感觉世界，完全不受拘束。它涉及时时对"流入"这个他人的、正在变化的"体察到的"意义保持敏感，对恐惧、愤怒、温柔、混乱或者任何他或她的经历保持敏感，它意味着暂时过着他人的生活，精心地畅游其中，却不做任何判断。

(Rogers，1980：142)

共情需要关注来访者"感受到的"经验并与之产生共鸣。我们产生共情时，要"接收"来访者的情绪。我们与之共鸣的情感会完全或者部分处于来访者觉察范围内，但这只是他们体验的一部分。共情和阐释的主要差别在于：共情处理的是来访者的情感体验，这是近距离体验；阐释是把来访者的注意力吸引到当前他们未察觉之处，以及目前非来访者体验部分的情感，这是远距离体验（Jacobs，1988；Stark，2000）。

准确的共情并不总是像我们期待的那么温暖、愉悦。真正的共情要求治疗师做好充分准备以忍耐及控制强烈的也可能令人困惑的、不愉悦的情感。如果我们要真正领悟来访者内心所想，一位共情治疗师一般会感受到极大的恐惧、憎恨、压抑、绝望、疑惑、忧伤、羞辱，这里只列举几种可能出现的情绪。这种协调把共情与怜悯或同情区分开来。

从治疗计划来看，强调共情构成了治疗关系形成、维系的一个关键点，当然有助于加固关系中的治疗纽带（Bordin，1979）。来访者一般在治疗中，首先表现出

强烈的需要，需要被理解，需要减负，需要感觉安全，知道他们的体验对某些人是
有意义的。在很多方面干预而非询问带来的效果是有限的，直至来访者体验到治疗
师的共情。

> 越接近治疗的开端，很可能来访者越会对共情干预作出回应，这种干预会证实
> 来访者的体验，使他感到自己被理解。事实上，来访者也许不太愿意接受阐释，
> 直到他在治疗中变得更加舒适，因为这种阐释突出了他生命中循环复发的主题。
>
> （Stark，2000：162）

从治疗的后期阶段来看：

> 治疗师必须时时决定是否要陪伴在来访者身旁或往他处引导来访者的注意
> 力……有时治疗师觉得来访者对获得洞察力的可能性是采取开放态度的，然而，
> 还有的时候，治疗师感到来访者所需要的仅仅是对"她是谁"以及她所感受到
> 的一切的共情认知。
>
> （Stark，2000：16）

纵使共情被标示在治疗早期阶段，但它自始至终都是治疗的主要组成部分。

> 当用于儿童自我的去混乱状态时，共情纽带是重要的。这一阶段，来访者要相
> 信治疗师会理解他或她最深沉的情感状态和需要。在共情氛围中，来访者和治
> 疗师能够进入儿童自我的早期发展过程，这对去混乱的产生是必要的。
>
> （Clark，1991：93）

21

治疗关系中多元化的影响

我们的身份，我们是谁，这是一个富含文化内涵的概念，这个概念在无意识过程中占了一席之地。

移情与反移情回应源于一个参照体系，它包括我们的种族、文化及个体意义。所有的治疗师都要理解并意识到自己所有的自我意识状态的回应，这样我们会意识到自己对可能代表"他人"的来访者的影响。这包括察觉我们自身的种族身份、偏见和偏爱。

(Shivanath and Hiremath, 2003:171)

以上两位学者继续强调治疗师对自我觉察和个人探索的承诺："作为心理治疗师，我们有责任为我们的种族和民族探索全部的自我状态。"(Shivanath and Hiremath, 2003) 我赞同这种观点，并会把这种观点延伸到多元化的不同形式中，包括性别、性取向以及阶层等。

承认并解释治疗师与来访者之间的差异，对于移情敏感度的形成、开始理解来访者参照体系的过程、理解治疗师与来访者的参照体系如何相符或不相符，都非常重要。压制很微妙却有力地塑造了每一个人的参照体系。来自主流文化背景的人们很容易把特权看作理所应当，而忽视在较弱的文化中成长和生活的受压迫群体在参照体系和个体脚本形成上的影响，日复一日地在这种经验当中生活。

处理差异问题时有一个关键特征：对文化社会差异的觉察。理解并接受文化（及亚文化）差异，避免了将行为和生活方式病理化，帮助治疗师以反压制的方式进行实践。这些行为和生活方式的病理化本不是治疗师一般文化参照体系的组成部分。

有时，至少在治疗关系发展的早期，更重要的是要考虑一个人的年龄、种族、民族、阶级背景、身体残疾、政治态度或性取向，而不只是了解适合她或他的诊断类型。

(Mcwilliams, 1994: 18)

拥有主流文化背景的治疗师（白种人、异性恋、受过良好的教育、中产阶级），在处理差异时会产生困扰。相比之下，他们在某些层面对文化压制会有更强的文化意识，以及更高的敏感度。这种困扰以及与此相关的内疚、羞耻，甚至否定，会微妙地体现在治疗关系中，大大地削弱治疗师有效治疗的能力（Hargaden and Sills, 2002; Shivanath and Hiremath, 2003）。同样，拒绝承认治疗师和来访者的角色差异或者相似性，以及其对治疗造成的潜在影响，则漠视了以下全部范畴：探索意义、无意识过程、相关体验和脚本决定，还有来访者体验的许多领域。夏伯特（Shadbolt, 2004）根据对男同性恋的回应，解释了对来访者做出的反移情回应的重要性；然而，当用于所有的来访者时，他的观点高度相似，当用于不同于我们自身的来访者或其他来自少数文化的来访者时，如果特别关注他的观点，将会是非常明智的。我们的反移情，尤其是更为"负面"的情感，可能会包括有关来访者体验的主要信息，并且可能通过投射或者转变引发对压制投射的"脱毒"。"通过拥有和识别这类反移情，治疗师可以理解、把握和管理这种情感，并将其向那些还无法做到如此的来访者身上转移。"（Shadbolt, 2004: 121）

治疗师在解释治疗双方差异是如何彼此作用并影响治疗关系时，还考虑了共情的体验。斯塔克（Stark，2000）将共情区分为简单和困难两种。在简单的共情中，来访者各个方面的体验相似或者近似于治疗师自身的体验，或治疗师会如何体验同一情形。困难的共情涉及理解与治疗师世界观相左的来访者体验，这部分却是与治疗师自身体验大相径庭的 (Stark，2000:179)。与那些与我们的社会、政治及文化观相左的来访者产生共情是很困难的，面临完全迥异于我们文化中公认的礼仪、术语、特性（Drego，1983），要解释其重要性或予以尊重，也非易事。

22

治疗关系概念化

　　治疗关系不同于任何其他类型的关系。反复研究表明：心理治疗中最有效的因素不是治疗师使用的技术或他们的理论取向，而是治疗关系的力量(Horvath and Greenberg，1994)。在许多方面，治疗关系是一种潜能关系。治疗关系可以被比作一个关系实验室，来访者和治疗师以不同联系方式参与这个实验，且对这些关系实验作出反思。从一系列自我状态、脚本立场以及自主立场角度来看，这种潜能包括建立彼此关系的潜力。建立稳固的治疗联盟所需时间长短不一，很大程度上受到来访者组织和整合水平的影响。一般认为，受困扰程度严重的来访者，比如那些有人格障碍的人们，需要花费一年多时间才能形成治疗联盟。对于神经方面有问题的来访者，其可见自我以及体验自我均已呈现出来，因而可能更易与治疗师形成联盟关系，也许只需几次咨询即可建立牢固的联盟关系；而那些有较少或者没有呈现可见自我的来访者，可能需要延伸式的治疗，才能建立治疗联盟(Mcwilliams，1994)。

　　治疗关系的一个特点是治疗师愿意被来访者作为参与者"招募"（Barr，1987）到其剧情中。用 TA 的术语讲，这意味着治疗师愿意被调动起来，参与到来访者游戏中。那么这些游戏可能被理解、分析，因而在一种关系的情境中，可以疗愈潜在的脚本问题。治疗师把自己的关系体验以及相关脚本带到治疗境遇当中。随着治疗的进一步推进，这种潜能提升了。伯恩(Berne，1961)采用交互可能性，即在两人关系间被激活的交互路线和自我状态中分析关系，这是二人之间可能存在的九类关系类型中的一种。TA 心理治疗中，交互分析者会花时间考虑治疗关系的类型和性质，以及治疗师和来访者之间的交互沟通。事实上，他们会分析在治疗沟通中出现的交互沟通和交互沟通的序列。该分析的目的是提升治疗关系的质量，也可帮助激发来访者的内在动力、表现以及提升其与他人的交流（参见第100个关键点）。分析这种关系时，也参照了伯恩的六种时间结构类型(Berne，1961)：退缩、仪式、消遣、活动、游戏和亲密关系。

许多治疗师认为，正是治疗关系的强度为治疗改变创立了必要条件。也许，关系的强度鼓励了新型神经系统模式的成长和关联方式。一些致力于欠缺模式的治疗师（Lapworth et al.,1993）认为有必要把这种强度当作先前关系型创伤的解药：

……我们认为，让治疗师拥有深度效力的作用是他（通过来访者的退行）开始拥有原生父母的地位。当治疗师获取了这种能力时，也只有在这时，治疗关系才能起到矫正作用，才能矫正来访者生长过程中留存的伤害。

（Stark，2000：11）

久而久之，每位治疗师对治疗关系及其主要任务的性质和角色形成自己的概念，这是心理治疗中创立个人化方法，并将理论和模式赋予了个人意义的部分。厄斯金(Erskine，1998)极好地阐释了伯恩有关治疗师任务及治疗关系的性质：

心理治疗的任务是创建一个联系型治疗关系，促进来访者对过去经历的移情表达进行解码,加速内心投射的脱毒过程,促使固定的脚本信念及防御结构的矫正,同时还可以通过提升来访者内、外联系能力,更好地帮助来访者识别关系型需求,以及满足需求的机会。

（Erskine，1998:139-40）

23

加强工作联盟——聚焦任务、目标、联结

博尔丁（Bordin，1979）形成了其心理治疗工作联盟的维度构想，他将这三个构想分成三个主要组成部分：任务、目标和联结(Bordin，1994)。对于这个构想已有相当多的研究，目前普遍认为治疗师—来访者之间有关任务、目标、联结的协议是预测工作联盟强度的可靠预测指标，因而，又可被看作是正面结果和成功治疗的可靠指标（Hovwath and Greenberg，1994）。博尔丁的构想可用于建立、提升、发展工作联盟。

任务

"我们在这儿做什么？"对治疗任务的性质，双方需要达成协议。起初，首次进入心理治疗的来访者指望治疗师提供治疗结构，说明治疗任务是什么，治疗是如何进行的，有哪些可期望的东西等。之前有过某种治疗经历的来访者也会如此，因为他们想要知道这位新治疗师是如何工作的。任务协议也会提供一定的情感控制，因为结构的完全缺失会带来极度不安。任务协议能提供情感层面的治疗界限感。探索来访者对治疗的期待，以及预测治疗师能做什么，常常有助于治疗任务协议的达成。如果出现以下情况：来访者未曾言明的对治疗的期待，与治疗师对治疗的期待发生冲突，这时治疗联盟就会承受巨大的压力，而且只有任务被明确后，治疗才能有较快的进展。因此，明明白白地讨论这个问题以及来访者的期待常常特别有帮助，这里也有一个道德和合约维度因素，因为来访者对治疗的性质有所了解，而且知晓治疗的基本要素时，他们就处在一个成人自我状态，可根据已知信息作出选择，这

与斯坦纳相互同意的要求相吻合 (Steiner，1974)。

目标

"为什么我们会在这儿？"从很多方面看，交互沟通分析者企图达成协议时，有关工作联盟的目标全面而详尽。分析者的关注对象是合约的缔结，以及就工作焦点达成清晰共识。这需要小心平衡——过多强调目标会使工作失衡，会让来访者感觉被误解。在共情探寻过程中，治疗师会注意到并经常说出来访者想要改变的领域，并与来访者进行协商，将其作为初步治疗目标。治疗前期的合约也总是包括一个"合约探索"，为治疗师和来访者留出空间进一步探索来访者的问题，目的是及时确立更为清晰的目标。治疗师自身对治疗的整体及更普遍的治疗目标的概念化（通常根植于她们的理论视角）在这里也会产生作用。

联结

"我们彼此如何相处？"这包括从来访者角度，对治疗师觉察能力与可靠程度作出的成人自我评估。联结也包括一个儿童自我成分——"治疗师会提供足够的安全感，让我去做我必须要做的工作吗？"重要的是，来访者从治疗师那里充分体验移情，也会感到治疗师很温暖，且真正对自己感兴趣。来访者需要感觉被理解、尊重、重视等，来访者如何投入与治疗师的关系也十分重要。治疗师会得到有关来访者的联结模式、关系型脚本、有关自我、他人或世界的脚本信念等推理性、试验性的信息。来访者会对治疗师说他们是如何与他人产生联结的，来访者常常会对治疗师产生某些不信任，这可以接受、理解，这也是恰当的，且可对来访者起到保护作用。在很多方面，这种联结随着时间的推移以及对目标和任务的侧重而逐步形成。一个支持性的、适当的、挑战性的移情立场也会促进这个联结的产生。

24

顺从儿童回应——联盟破裂的指示器

TA 心理治疗的关系方法特别注意治疗联盟破裂的例子。破裂往往发生在治疗联盟遭遇某种压力的时候。有人认为，病理的发生主要是反复关系破裂的结果，治疗中的关系破裂被认为是不可避免的(Guistolise，1996)。随后持续反复进行的治疗联盟的修复过程，被看作心理治疗中的主要疗愈过程(参看第 77 个关键点)。

萨夫兰和穆兰（Safran and Muran，2003）探索了表明联盟破裂的各种来访者行为。他们的观察容易被解释为 TA 术语，为交互沟通分析者提供了有关联盟破裂的可靠线索，并为治疗计划提供了清楚的标识。他们的体系框架提出了两类主要的破裂标记：退缩型和对峙型，且顺从与退缩是相关联的。他们对回应的分类与 TA 中有关顺从性儿童(功能性)回应相一致，也把退缩归为顺从性儿童回应的又一类型(Oller Vallejo，1986)。破裂标记是由个体类型、自我的原型回应，以及他人期待回应所决定的。下面列出了可观察的行为或交流方式，治疗师可以此识别可能发生的联盟破裂。这个列表并未包含全部的标记，可能每个人都会有自己一套独特的破裂标记。建议治疗师提升其敏感度，既要注意那些凭观察可见到的破裂标记，又要注意那些建立在反移情和对来访者的主观反应基础上的破裂标记。

适应 / 顺从

来访者描述他们认为治疗师想听的，而变得过于热心周到；给治疗师提供很多安抚；太易接受治疗师的阐释或者解释；顺从行为；"天呐! 你太棒了"；限制或最小化自己对治疗师产生的"负面"情感,从而"减轻对治疗师的打击";开始详述过于冗长的经历。

退缩

来访者对开放性问题给出最简短的回答;理性化,冷静地讨论问题或痛苦经历;沉默;避免目光接触;开始"谈论"他人。

反叛 / 对峙

来访者攻击治疗师本人;批评治疗师的技术;对是否已经开始治疗表示怀疑,试图重新安排治疗环节;对治疗师的问题或者建议的任务表示恼怒(改编自 Safran and Muran,2003)。

解离(deflection)也是联盟破裂的一个关键指标,用 TA 术语说,这会涉及离题再定义交流(Schiff et al., 1975)。贯注方法会建议来访者使用再定义来保持它们受脚本约束的参照框架中心部分。在这个举例中,从有关自我和他人的信念上看,关系情境是相关联的。来访者可以看成是防御或加固他们的关系脚本信念。从以上框架看,解离 / 再定义可以是退缩或叛逆的标识,因而成为潜在的破裂标记。

25

治疗联盟：破裂与修复

联盟破裂时，正是治疗关系在某些方面处于压力状态的时候。所有具有不同治疗取向的治疗师日渐达成共识：这样的破裂不可避免（Guistolise，1996），且学会如何识别、应对此类联盟破裂是治疗师的关键技能（Saran and Muran，2003）。交互沟通分析师会注意每一次交互过程，既包括他们自己对每个交互沟通刺激信号的回应，又包括他们的沟通对来访者和治疗关系造成的影响。对交互的分析能暗示联盟破裂，比如不期而至的、不和谐的交互沟通可能意味着破裂的出现（但要记住当治疗师刻意进行交叉型沟通时，治疗已完成大半了）。如果治疗师怀疑破裂情况发生，或者在关系中经历一些压力，并公开探求，这意味着破裂修复的过程已经开启。邀请来访者探索其对某种特定干预方式的体验，可以揭示与他们体验世界及他人的过程和方式相关的信息。这里，治疗师需要充满好奇心对待自己的体验，同时探寻来访者体验及复现模式的历史或现象学诊断。在识别及刻意寻求联盟修复时，治疗师需要做的，并非是与来访者重新制定关系模型。在某些方面，这等同于提供治疗所需要的关系，且可能对一些有害的内部投射，即来访者的关系脚本问题起到解毒剂的作用。治疗师对待联盟破裂时采用敏感、坦率的态度，通过对来访者的共情，加之不带任何防御的回应（如责备、辩护、防卫等），都可能引发来访者深刻的疗愈体验。对待破裂及修复的方式有多种，下面我提供破裂修复过程的几个例子。

探寻破裂对于关系的意义

需要识别和探寻引发当前联盟破裂的沟通方式，需要探寻破裂的性质、过程，以及关系中来访者的情感体验。值得探寻的是，破裂的关系及情感体验是否任何方面都为来访者所熟知。比如，不完成"家庭作业"的来访者可能对被操纵的感觉很敏感，或者害怕批评（并在不知不觉中引出批评），或者不愿意做作业的来访者可能会唤起治疗师的"侵入式"或"挖掘式"回应，这反过来引起来访者进一步的退缩与抗拒。围绕治疗师不协调反应而出现的破裂，可能会让来访者探寻他们被反复误解的过往体验，或者治疗师对待来访者愤怒情绪的谨慎态度且愿意分享讨论他们的谨慎感，会导致来访者探寻他人是如何体验处于愤怒状态的他们，且避免与他们接触的。探寻破裂的关系意义能帮助来访者洞察他们的关系模式，以及它们是如何在治疗中出现的。

改变方向以防进一步破裂

有时，作为治疗师，我们能意识到某种特定方法或某一类谈话是"禁区"。如果来访者已开始对治疗师产生防御或恼怒的心理，有时在这些情境中最好的方法是从目前的特定话题中抽离出来，改变谈话方向。改变方向可以明白清楚，比如，通过说明治疗师方向的改变，重新订立合约并与来访者协商，继续一个不同的讨论话题，或者可以谨慎地做出改变，根本不提及改变一事。在此环节后，治疗师需反思是否要到后一时段重新引入"禁区"。治疗师对来访者谈话的可接受度保持敏感，体现了对来访者的一种尊重。

承认错误及为理解错误负责

有时，来访者会误译我们特定沟通背后的意图和理念，这时治疗双方的反应都会很强烈。这时候绝对重要的是，治疗师应尽可能保持非防御性立场，并谦虚地认错。其中，治疗师应承认错误并接受误会中他应该负责的那一部分，其做法是承认在某种具体情况下信息传递不清晰或者没有效用。重要的是，来访者不会因误解而感觉受到责备或感觉自己很愚笨。探寻来访者如何得出结论，对于探索他们的建构体系也颇具成效。治疗师误译或误解来访者的意思时，最明智的做法是仅为误解致歉。对于来访者来说，遇到误解具有非常意义并因此而感到难过不安时，建议治疗师寻求感受移情的方式来体验被误解的情感。在治疗关系中，个体往往会因误解责备对方，治疗师如采取非防御性立场，就能够为来访者提供一种新型、疗愈性、健康的联系模式。

26

有关移情和反移情的重要 TA 概念

在心理治疗和日常生活中，移情是一个重要的概念，它可为我们所有的沟通增色。它关乎我们如何在当下的生活中与他人进行联系，仿佛他们是来自于我们过去生命中的人物。在联系中，我们凭借的是关系型经验的巨型内在宝库以及与他人的交流活动。这些交流的性质被记录下来，被记录的还有他人的期望反应、渴求反应，以及我们如何感觉与体验自身的特定结果。在治疗关系中，非常强调移情，因为在当前与治疗师的互动中，"过去"重新上演，使之可能被疗愈。TA 有一系列概念，可用于理解移情及移情表现。通常，TA 将复杂的概念，以简单易懂的方式呈现出来。下面我描述一些基本 TA 概念是如何理解移情，以便帮助新近接触移情的人们进行工作。

社会诊断

社会诊断的 TA 概念 (Berne，1961) 为治疗师提供了开始思考移情和反移情的基本框架。治疗师需要注意他们自己内在的流动，以及治疗室内与来访者相处时，他们自身的自我状态的刹那变换。这是个复杂的任务，它通过关注个人持续成长和不断加深的自我状态分析而不断完善。关注治疗室内流动的现象为治疗师提供了有关来访者心理内部过程的有用标示。我们把社会诊断当做精确的诊断方法，进一步发展其用途时，需要花时间反思来访者，并从我们自己过去的角度核实变换的意义。"这个来访者让我想起我过去经历中的谁？"或"这个来访者哪些方面让我产生共鸣？我的经历中哪个人有着与之相似之处？"很可能来访者的确在某些方面具备我们过去经历中某些重要人物的特点——他们的模样、说话的方式，甚至姿态和手势，这也包括个性特点和情感表现。我们也可能不会完全意识到这一信息，因为我们对共鸣的印象只来自于我们不太清晰的记忆体系。建议治疗师花时间思考与每位来访者相关的这一部分，也可在督导和个人治疗中进一步探索。

交互

伯恩（Berne，1972）使用交互分析来理解移情反应。伯恩识别了交互型沟通，由此，其中一个人想进行成人 – 成人交流，但得到的回应却是儿童 – 父母交流，或者是父母 – 儿童交流，前者是最平常的移情反应形式。面对交流刺激，一些内在事件发生，刺激的某些特点无意识地产生共鸣，自我状态的转换就产生了。与过去发生共鸣的过程及伴随而来的自我状态转换是移情的一种形式。在基本沟通分析中移情可能不会那么明显和明白，而通过隐性交流分析，从沟通角度则更好理解。在隐性沟通中，有两个层面的交流：社会层面的沟通和心理层面的沟通。在实践中，移情往往在这个心理层面运作。对一次治疗会谈和隐性交流类型进行反思，可以让治疗师对于移情及其在治疗关系中的表现有更加丰富的认识。

橡皮筋

橡皮筋（Kupfer and Haimowitz，1971）是一个唤起词汇，描述的是某些情境如何引导我们"做出似乎是被弹回到儿童时代的某个场景中的反应"（Stewart and Joines，1987）。这种橡皮筋是一种移情反应。了解了自我状态变换及与我们有关的橡皮筋模式的相关信息，久而久之，我们就有可能识别触发源及其特点。TA 疗法涉及认可橡皮筋、识别触发物以及我们弹回到最初场景的逐步疗愈。

运动衫

伯恩（Berne，1972）以他一直以来富有创造力的方式，鼓励治疗师想象他们的来访者穿着印有标语的运动衫，该标语是有关于来访者对这个世界的无意识呈现（前襟上的标语）和来访者脚本结局或者想要的结果（后襟的标语）。伯恩相信这些动作均出自直觉，可能是无意识层面的，他相信如果人们穿着前襟和后襟都带标语的运动衫，我们就会无意识地去辨别，并且对标语作出回应。当然，我们如何回应取决于自己的脚本。

游戏

游戏是移情现象，个体发出游戏邀约以某种方式重复过去。引发游戏邀约反应的"猎物"或者"弱点"(Berne，1972)，也建立在个人脚本之上。这两种交互作用，以及心理游戏中的各个步骤，都与移情相关，且代表某种重复过去的下意识愿望。游戏也包括投射识别（移情现象的一种形式）的要素，因为投射者会表现出某种行为，并以挑衅、邀约接受者演出、寻求回应的方式，以此与投射的接受者产生联系(Woods，1996)。这反过来会加强脚本，不但不会"疗愈"最初的问题，相反这问题还会时时缠绕，纠缠不休。理解游戏为沟通分析师提供了一个有效理解移情互动和复现的方式。

烫手的山芋

这个"烫手的山芋"是一个代际传递脚本机制(English，1969)。它依赖于投射识别的一种形式，父母借此"弹出"某些无意识冲突或脚本结果，儿童则将其内化，为父母将其接收并以此方式活下去。许多心理分析家认为，在某种无意识层面，儿童作为父母迫切希望的和无意识渴望的焦点，也成为了父母无意识冲突的储存库。

27

戏剧三角形：探索反移情的工具

戏剧三角形(Karpman, 1968)是应用最为广泛、最易于掌握，也是在理解和分析心理游戏时最容易应用的 TA 理论。戏剧三角形描述了游戏过程中人们扮演的三个心理角色：迫害者(P)、拯救者(R)、受害者(V)。这三个字的首字母都标记成大写，以此区别于"现实生活"中的拯救者、迫害者和受害者，比如，一个人失足溺水，然后被救起，溺水者是"现实生活"中的受害者，他们的救命者是"现实生活"中的拯救者。同理，一个劫匪也会是现实生活中的迫害者(虽然他们也许也是一个心理迫害者)。

伯恩把心理游戏理解并描述为移情现象(Berne，1964)。既然戏剧三角形是心理游戏分析的一种方法，它就可用于治疗关系中动力学方面移情及反移情的识别与分析。使用戏剧三角形分析移情 / 反移情为治疗师提供了一个简单而快速的方法，可在治疗中探索微妙的关系动力学。从最简单的层面来看，在某个给定的点上，治疗师关注的是治疗师与来访者商量扮演戏剧三角形中的哪个角色时产生的驱力或者冲动。如果我们能够注意到自己相对于来访者而言会站在哪个位置上，那么对于我们着手探索反移情是有用的。

反移情从来不是孤立存在的，它通常与来访者的移情交织在一起。对治疗师戏剧三角形中反移情的分析，可以更好地看到来访者所处的位置。有可能这是来访者与他人相处的特点，然而也有其独特之处，这些独特之外是由治疗师和来访者在特定时间内一起创建的，他们也可能主动与治疗师相处，把自己脚本的某些方面投射到这种关系中。

一种分析治疗师反应的方式是探索我们是否扮演来访者的补充角色，比如，面对扮演受害人立场的来访者，有拯救的愿望，如果他们相处和谐，则代表治疗师认同某个层面上来访者的心理，比如，感觉像个受害者，这与来访者在孩提时的感觉是一样的(Racker，1968；Clarkson，1992)。一般来说，戏剧三角形的位置不是静止的，在心理游戏过程的某一个点会出现角色的转换。重要的是，治疗师要注意到在戏剧三角形位置中自己内在的变化。

当然这预设了治疗师对他们自己特定的经验、情感、冲动、行为（相对于戏剧三角形每个位置而言）的配置有相当的觉察力。绝大多数治疗师是因其拯救者倾向而被吸引的。因此，对大多数治疗师而言，要识别"被吸引到拯救者的位置"是不难的，但仍须小心注意不同表现的结构差异。许多治疗师也很熟悉受害者角色，会对处于这个位置的他人的困境予以充分理解。让我们感到不舒服的是探索迫害倾向，以及带有伪装、变形和细微差异的不同迫害行为。 治疗师需要谨慎选择是否要花费相当长的时间，站在每个位置上系统地获取更多有关他们戏剧三角形表现的特定形式，特别是在治疗过程中。团体治疗尤其有利于我们探索自身的倾向。随着复杂程度的加深及变化，我们的心理游戏以及心理游戏的表现也发生了变化。因此，建议治疗师周期性地回顾、更新对戏剧三角形表现的理解，并进行个人治疗。有了这种意识，治疗师能更好地理解他们的反移情反应的微妙之处，这反过来又进一步揭示了来访者的移情和无意识过程，以及来访者与他人之间的关系模式。

28

移情和反移情：TA 模型备忘录

　　移情主要包含两个方面："需要关系"和"重复关系"。所有有关移情的分类最终是这将两个维度概念化时区分的方法不同而产生的。"需要关系"关乎来访者想要满足过去需要的（无意识）愿望，从人文主义视角可看成是受来访者力求健康的驱动，来访者想要获得可疗愈其脚本的需要关系体验的驱动。"重复关系"指来访者重复最初剧情的（无意识的）驱动，最初的剧情通常映射出来访者与其照顾者／父母的早期相处经历。对此存在这样一种视角：这种重复的目的在于最终"做得正确"，并获得对原始创伤剧情的把控。

　　克拉克森（Clarkson，1992）在拉克（Racker，1968）提供的材料基础上进一步讨论两类反移情："互补型反移情"和"一致型反移情"。互补型反移情通常承担来访者父母自我的投射体验，将治疗师纳入来访者的脚本中扮演补充角色。经历互补型反移情的治疗师会发现，他感到自己极敏锐又批判性地对待来访者，或他在治疗环节中因注意力分散，没有认真关注或认真对待来访者。在一致型反移情中，来访者不过是向治疗师传递了他儿童时期的体验。这在某种程度上引起了治疗师的共鸣，治疗师直接体验来访者孩提时代体会到的情感。这会是一种令人极度不安和倍感困扰的体验，比如：治疗过程中遇到儿时被虐待的来访者，治疗师会发现，在治疗环节中他会体验无力感、绝望感，并会产生一种强烈的愿望，想为来访者安排妥当一切。治疗师可能会陷入自我拷问，感到无所适从。如果是在一致型反移情中，可以把治疗师看成同意考虑且深层次理解来访者内部经验的一些重要部分。

克拉克森又讨论了另外两类反移情：反应型 (reactive) 反移情及主动型 (proactive) 反移情。反应型反移情是治疗师对来访者的移情素材做出的反应，主动型反移情被认为发源于治疗师及治疗师对来访者的移情。关系型治疗方法认为理解反移情包括审视主动型反移情（有关治疗师自身脆弱性和脚本）和反应型反移情（对来访者素材作出反应），以及两者是如何相互作用的。反移情被认为是相互作用、共同构建的经历，因而必然会包括主动性、反应性等元素。

莫伊索（Moiso，1985）也围绕移情进一步发展了 TA 理念，把移情的不同类型同自我状态的结构模式联系起来。他把移情分成父母自我状态移情 (P2) 以及儿童自我的父母自我移情（P1）。前者是父母自我相对较为直接地投射到他人身上，后者涉及早期更原始的分裂（所有好的或者所有坏的）父母自我状态对他人的投射。哈戈登和希尔斯（Hargaden and Sills，2002）发展了莫伊索的思想，且识别了三类移情：内投射型移情、投射型移情及转换型移情。内投射型移情是对关系的深切渴求，留存及起源于儿童最初始的自我状态（C0）。他们把科胡特（Kohut，1984）的自体客体镜像、理想化、另我（twinship）移情综合成为内投射型移情需要的变体，内投射型移情是治疗需要关系的一种变体。虽然内投射型移情可能被投射型或者转换型移情所隐藏，但一般认为它无处不在，因为它自始至终和来访者从治疗过程中吸取的情感养分相关联（Sills，2008 年 5 月 2 日关系型 TA 论坛）。

投射型移情源于儿童自我的父母自我状态（P1），是防御式、分离式移情。投射型移情是对关系的重复，来访者借此概括治疗中基础关系体验的方方面面，目的是掌控其无意识过程，比如：体验憎恨治疗师或被治疗师憎恨，或相反地视之为理想化的对象。投射减轻了他们内心的紧张感，可以被看作是修改早期内部投射的一个尝试。

转换型移情可能来源于儿童自我 (C1)，或者父母自我的最初始状态 (P0)。他们将原始感情投射到治疗师身上，治疗师因此进行新陈代谢、加工处理、解毒，最后将以来访者能接受的方式回呈给来访者，通常被称为投射型识别。

处理移情的方法多种多样，有赖于对来访者内在组织水平的仔细诊断

(McWilliams，1994)。心理失常更严重的来访者，对比他们的投射，会需要治疗师给予更高程度的痛苦披露和透明度，因为问题更为严重的来访者往往经历了普遍的投射问题，所以重要的是要纠正这些投射和扭曲。具有更高功能的来访者可能需要治疗师更不透明，这样他们的投射扭曲会浮出水面，变得更为明显，因此能够在治疗中使其得到处理。

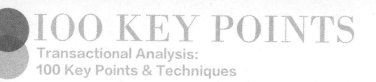

<u>29</u>

终止 TA 治疗

有效终止是治疗过程的核心部分。作为治疗过程的一个重要部分，需要给予治疗终止应有的认可。在所有的关系中，心理治疗关系是最特殊的，因为在关系开始的时候就已经暗含了终止；来访者在一开始就期待着治疗能够产生效果，克服自己的问题，最终不再需要治疗。治疗之初，签订合约以及目标设定过程引发了最初的想法，即终止治疗关系的标准是什么？一般来说，人们日常生活中不会进入心理咨询那样令人紧张、非常重要却又期待它结束的关系之中。然而作为治疗师，这恰恰是我们对每位新来访者要做的。伯恩 (Berne，1996) 识别了治疗终止的三种类型。

（1）偶然型：有时，来访者工作模式或情形的改变，意味着他们不能再参加治疗。这一类型非常有趣，因为虽然这类改变的确发生了，但可能这改变不像他们表面上看起来那么紧迫，而又能很好地代表某种无意识过程，来访者借此在某些层面尝试回避或者转弯抹角地退出治疗。探索如此无意识的退出行为对治疗师而言是困难的，因为退出者给出的理由常常合情合理。毋庸置疑，结局可以如此偶然地施行，但在这些情形中，无论偶然终止的原因是什么，治疗师需要尽可能留心，使其得以完满终止。

（2）抗拒型：抗拒型终止指来访者不做任何解释就突然退出治疗。有时会给出借口或者原因（如上面描述的退出过程那样），这意味着不可能再有正式的终止过程。

（3）治疗型：显然这是最让人期待的终止类型，即当"治疗师和来访者同意计划的治疗目标已达到，并且一切干扰和终结都符合治疗过程"时，治疗关系可以终止(Berne，1966，13)。

图德(Tudor，1995)附加了第四种终止类型：强制实施型。以下是这类终止的一个例子：一位治疗师关闭了从业机构，将治疗机构迁移至其他城市。强制实施终止很难处理，必须谨慎，恰到好处地关注来访者的问题，比如"被遗弃创伤"。在一定程度上，强制实施终止对治疗师而言是不容易的，因为他们习惯了最大限度地去治疗来访者。虽说无论我们多么努力，脚本加固的终止情形也可能会发生，但明智的伦理治疗师会竭力将来访者的脚本加固程度降到最低。

终止过程也能促进治疗中未曾出现的一系列问题浮出表面。为了提升终止在整个治疗过程中的重要地位，这样的问题需要得到承认并加以处理。克拉克森(Clarkson，2003)提供了一些普通来访者对治疗终止的反应。总之，这些可能需要彻底处理的主题包括满意与成就、内疚与遗憾、愤怒与失望、忧伤与怀旧、害怕与恐惧、羡慕与感激、安慰与释放、预料、过往的损失、循环的、存在的、原生的(Clarkson，2003)。如果在终止过程中脚本问题不是无意中被加强的话，那么通过这些问题或者治疗后期相似问题的处理，会提升治疗的价值并提供一个更加完整的治疗过程。

终止治疗时，会邀请来访者反思、回顾与过去损失相关的情感，作为终止过程的一部分，治疗师和来访者希望将现有的结论与之前的进行比较。重要的是，无论这种回忆发生在哪里，在时间允许的前提下，来访者都会被给予机会尽可能完整地探索其情感。存在主义主题很可能也会在结局阶段浮现，尤其是那些与四种存在条件相关的部分（Yalom,1980）（参见第99个关键点）。终止和哀悼不是一次性处理完，这个阶段，治疗的终止很可能需要多次重新回顾。治疗，尤其是长期的治疗，需要一段时间的哀悼，这样来访者和治疗师双方都会以彼此满意的、成长的方式终止关系（Maroda，1994）。

IOO KEY POINTS

交互沟通分析（TA）：100 个关键点与技巧

Transactional Analysis:
100 Key Points & Techniques

Part 3

第三部分

诊断

30

观察的重要性

观察是所有良好临床工作的基础，它的重要性甚至先于技术。

（Berne, 1966: 65-6）

所有的诊断均始于观察。离开了观察，治疗师无法做出任何诊断。的确，诊断构成了所有干预和治疗计划的基础。观察比仅注意来访者行为的方方面面更为复杂。诊断不仅涉及对自我和来访者的详细观察，还涉及我们对观察到的事物保持探询的好奇心。

"治疗师应该意识到每个治疗环节中每个来访者可能出现的生理状态"(Berne，1966:66)。虽然这个期待对于治疗师而言是相当不现实的，伯恩所说的关键似乎在于治疗师需要发展其观察技巧，超越显而易见的事实，并在治疗中自始至终保持。这些观察包括对来访者的面部表情保持敏感度，同时还要对面部肌肉结实程度、脸色、手势（甚至缺失的手势）的变化保持敏感度，并考虑这些因素的意义所在。治疗师需要观察哪怕刹那间的微小变化，且对这些变化保持好奇心，因为这些变化可能说明每个来访者的内心状态。倾听构成了心理治疗观察过程的一个核心部分，治疗师不只是倾听来访者所说的内容，还有他使用的单词、词汇、隐喻、句子结构、呼吸的声音、音调、语调以及韵律(Berne，1966 & 1972)。另外，治疗师还要倾听来访者措辞、说话方式背后的信息，比如：来访者的语言是描述性的、唤起式的、简洁的、单调的、精确的、支离破碎的，还是太过详尽的；观察并核查来访者语言及其身体语言之间的不一致或不协调，甚至观察他们如何表述其讲话内容，对 TA 治疗师都是重要的技能 (Steward，2007)，都可能意味着冲突的存在，可被敏感的观察者引入治疗讨论中。然而伯恩提醒大家不要采用"固执己见"的观察方法，他给交互沟通分析师提供了一个清晰的指导，让他们不要对交流的复杂性质显得满不在乎。他说："治疗师不应为目前有关非语言沟通的流行说法所欺骗，乃至于忘却了这一事实，即需要经年的学习，才能把握言语沟通的精妙之处。"(Berne，1966:71)

一位治疗师细致、谨慎地分享其观察结果及其有关观察的思考，能够取得很多成果。这种做法往往是出于一种好奇、合作对话的精神，目的是让来访者介入理解他们自身心理状态的过程中。这样一个极其好奇的咨询方法提升了治疗师及来访者心理化的能力 (Bateman and Fonagy，2006)。对于一名交互沟通分析师而言，没什么是不重要的，甚至表面看起来非常不起眼的细节和来访者呈现或表达他们自我的方法也都是重要的 (Erskine et al.，1999)。这些学者认为治疗师应避免预设来访者经验，并强调这种做法的重要性，而且建议治疗师在做推理时采用试验的态度。

伯恩请心理治疗分析师敏感、非干扰性地寻找机会观察参与自然社会沟通中来自所有不同年龄层的人们。伯恩不建议在这些观察的基础上作出推断，而只是注意个体参与了何种行为，以及接下来发生了什么。此类观察可以揭示与年龄相关的行为信息，这些信息可能有助于个体自我状态的行为诊断。

当然观察不应只是有关来访者的，治疗师应细致地观察在治疗过程中或治疗过程之外，自己被来访者唤起的心理状态、情感、回忆及想法。治疗师观察自我的心理状态，无论是对形成来访者的社会诊断，还是对监督治疗师的反向移情及其意义分析都是相当有帮助的 (Novelino，1984；Lammers，1992；Hargaden and Sills，2002；Widdowson，2008)。

在英国，交互沟通分析师想要获取交互沟通分析资格，并在英国心理治疗协会 (UKCP) 注册登记的话，都需要参与一个心理健康熟悉化课程。这一课程为治疗师提供了机会：带着高敏感度观察有一系列心理问题的人们。这一安排可以帮助治疗师进一步完善他们的技巧，注意到心理健康专家凭借什么决定来访者问题的严重程度，也能帮助治疗师觉察到来访者所发生的一系列心理失调，包括具有各种认知情感失调症状的来访者会是什么样子。花时间去体验心理健康服务到底是什么感觉，这种体验会令人大开眼界，有时又让人忧伤痛苦。然而这对于治疗师而言是很重要的经历，他们可以利用这种学习提升其对使用心理服务的来访者的共情感受。从中获得的洞见对先前在心理健康领域没有背景知识的外行人尤为重要。

在观察中，治疗师开始形成有关来访者的试验性推理。然后，治疗师使用这些试验性推理，为下一阶段的诊断提供信息。

31

初诊评估与个案形成

　　任何心理治疗的初始阶段都有一个重要部分，即对来访者有一个清晰、彻底的了解。治疗师需要在治疗前几个环节就形成一个图像，一方面让来访者讲述他们的经历，在一定程度上得到"卸载"（对很多来访者，这可能是他们第一次讨论自己的很多问题），另一方面，获取对你的个案形成有用的信息，包括诊断和针对来访者的治疗计划。在以上两者之间达到平衡是很重要的。这里我要提供几个领域以供参考，可能对聚焦建构清晰完整的案例有帮助。编写一个清晰的治疗方案，有助于治疗师在督导中形成一个有效的工作框架，也有助于治疗师确定在什么情况下，需要把来访者转介到另一位职业治疗师手中。这些需反思的领域可能暗示着自我与他人的关系结构和动力，从而帮助解释来访者独特的背景和表现。

　　（1）人口学数据。包括来访者的年龄、性别、当前的生活状况、工作类型（如相关的话），也可包括来访者目前所处的阶层以及生长过程中曾处的阶层。需要考虑来访者的种族、性取向及任何残疾问题。

　　注：在督导活动中作陈述报告时，宜将某些细节进行模糊处理以提高来访者的匿名程度。

　　（2）症状及陈述问题。来访者如何看待让他走进治疗室的问题？来访者体验了什么样的症状？如用描述性诊断系统，比如美国精神病学会《精神疾病诊断与统计手册》诊断标准，这些症状又应怎样理解和分类？

（3）陈述印象。来访者是怎样走进房间的？他们怎样开始陈述？来访者是怎样讲述自己的经历的？他讲得过于详尽，给治疗师留下了深刻印象，或者是模模糊糊的印象？来访者有些什么手势？来访者衣着入时或者不太在乎外表？

（4）问题的严重程度。这个问题不严重、适度或者严重？来访者整体功能被损坏到什么程度？这一损坏仅限于来访者生命的某些具体领域吗？

（5）来访动因。目前是什么让来访者来接受治疗的？有什么具体事件或情况导致来访者目前的问题，或者这个问题已持续了一段时间，是一步步逐渐发展而来的？

（6）精神病史/治疗史。来访者目前因心理健康问题正接受药物治疗吗？他们有心理医生，或者看过心理医生吗？他们有治疗史或者咨询史吗？他们之前的治疗经历是什么？先前接受的治疗中哪部分有帮助，哪部分没有帮助？

（7）童年。来访者如何描述他们的童年？有产生重要影响的创伤，或者被虐待经历吗？是否有反复冲突的累积性创伤 (Erskine et al., 1999)？他们过去对父母的看法是什么？现在对父母以及对父母抚育的方式怎么看？

（8）青少年时期。来访者的青少年时期是什么样的？他们的社会关系是什么样的？学校对他们是怎样的态度？他们早期性关系如何？叛逆的情况发生过吗？

（9）成年后的压力源。这包括最近乃至贯穿来访者成年生活的重要事件。压力对成年人的影响证据充分，可以说明来访者面临的外在压力需要得到解释的程度，可能需要把工作重点放在调适上。压力源的重复模式或有相似特点的压力源（比如激烈的关系破裂）会给出与来访者心理游戏、脚本及脚本信念有关的重要信息。

（10）应对方式、防御机制和行为。来访者如何回应压力情境？主要应对策略是什么？这些有效或合适吗？来访者表现出何种防御机制（如否定、分裂、投射、分离等)(McWilliams, 1994)？这些机制是任何一种紊乱、失调或者结构的标志吗？

（11）心理状态。来访者看来是注意力集中还是注意力容易分散，迷惑不解？

有任何不安的表现吗？思维迅速还是迟缓？情绪平稳还是偏激？来访者是否看来有些"心理悟性"（这包括来访者的自我意识、反思能力、洞察力、能够理解问题有其心理和无意识起源，以及考虑过去对现有问题造成影响的能力）？

（12）依恋类型。你对来访者的依恋类型有什么印象？是安全型、回避型、反抗型、混乱型？你有什么证据？想象这对工作联盟的发展会有什么影响？这又将如何影响你对来访者拟订的治疗计划和治疗方法？

（13）治疗障碍。你预测在即将进行的治疗中会出现什么问题？来访者的陈述或视角特征可能会在治疗过程中带来问题吗？来访者对治疗以及治疗师角色的期待是什么？来访者对治疗持续的时间长度以及对参与整个过程的期待是什么？有干涉治疗的外在因素吗？

（14）优势和资源。来访者有哪些优势？他们拥有哪些可能在改变过程中有用的资源？这包括朋友、家庭关系、个人品质、洞察力水平，也可能包括诸多附加因素，如来访者的经济情况（可能意味着来访者得到更多的改变机会）。来访者有什么样的个人品质或者视角可能对治疗有用或对他们的生活造成改变？

（15）治疗动机。来访者的治疗动机是否充足？治疗时，来访者是否非自愿进行治疗？

（16）移情和反移情。你对移情和反移情的印象是什么？来访者对你是什么感觉？他们是怎样体察你的？他们想要你扮演什么角色？你对来访者想让你做的事有什么印象？你对这位来访者的情感是什么？在该环节什么经历构成你情感的流动？什么让你投入其中？什么让你不愿介入？来访者哪些因素使你惊惶或者吸引你？

（17）预后。有关期待的治疗长度和频率你的结论是什么？这与来访者的期待匹配吗？你认为治疗结束时，来访者问题的严重性会怎么样？

32

TA 治疗适用性评估

专业人员的局限

承认个人培训及经验的局限性，对我们是否应接收一名特定来访者是很重要的。不言而喻，我们不应接手超出自己技能和知识范围的来访者，问题在于我们如何划定界限。在某些方面我们获得经验。但有时，在治疗之初，我们并不确定自己是否拥有应对某类来访者所需的技能或者知识。因此，主要决定因素是保护原则。此时，治疗该来访者有足够的安全保障吗？如果在与他人的工作中，治疗师若发现不熟悉的问题，此时重要的是治疗师通过阅读及参加相关工作坊的活动，寻求忠告且认真尝试着学习某特定领域的知识。在某种程度上，定期广泛阅读不同领域书籍的治疗师，更容易判断自己是否适合与当前的来访者展开工作。

资源

那时你有资源可接受这位来访者吗？如果你马上要进行较长时间的休假或者你每日事务安排记录中无法保证一周至少一次的探访时间，那么你接手情绪受到深度困扰的新来访者是不明智的。我问我自己在我的日程安排中是否有时间来处理一个也许需要一周两次治疗时间的个案。除非你进行了专门训练且能立刻获得必要的医疗支持。一般情况下，治疗师不会拥有可以应对一位吸毒者或酗酒者的资源，除非对方已完成医疗监督戒毒。

服务的局限性

从来访者能获得的服务角度来看，存在局限吗？治疗机构的治疗师有时面临工作上的限制，也就是他们的治疗时间是有限的，即在 6 ~ 12 次咨询会谈之间。在这种情况下，治疗师应对于来访者在有限的条件下能做出什么改变有一个正确的认识。有时来访者在私立机构治疗时存在资源局限，因此不可能进行一周一次的治疗。一般情况下，如果来访者不能保证至少三个月中每周做一次治疗，那么也许最好请他考虑费用较低或者免费的咨询服务机构。

心理悟性

心理悟性指个体自我观察、自我反省的能力，它还包括以下能力，即认为心理因素在个人问题、现前状况中都起了重要作用，以及无意识心理状态力量作用于我们动机的可能性，还有个人的过去对现在有着重要意义。为了投入治疗过程，在治疗之初就要具备一定程度的心理悟性。

可达到的成人自我状态

在治疗初期，治疗师需要对来访者可达到的成人自我状态进行评估，这种评估在性质上是主观的，需要考虑来访者陈述的问题，即来访者是否拥有所需要的成人资源投入到相应要求水平的治疗中来。如来访者几乎没有成人自我状态，已经达到其功能遭受严重损失的程度，那么他们或许需要进行精神疾病的评估，可能的话，要接受药物治疗才能安全进入治疗环节。

订立合约的能力

来访者会合情合理地同意治疗吗？来访者是否经胁迫或劝说后才进入治疗过程的？来访者在选择进入治疗之前是否了解相关信息？合约里设立的目标现实吗？这包括对来访者改变动机水平的关注 (Woollams and Brown，1978)。

33

使用伯恩的四种诊断方法

伯恩确立了四种诊断方法，用于自我状态的精确诊断 (Berne，1961)。虽然在实践中行为诊断最常用于初始诊断，但是要形成或核查诊断的精确性，四个方法必须全部使用。这些方法原本是用来诊断自我状态的，但能调适并应用于一系列诊断目的。

行为诊断

我们最初的行为诊断常常基于对来访者的第一印象，即从来访者给治疗师打第一个电话起，到第一次治疗会谈中来访者的行为举止。若要构成一次行为诊断，治疗师要保持开阔的心胸且把任何诊断假设看成是试验性的。从本质上看，行为诊断常被泛化，因为我们推断某人所处的自我状态时，常常基于广义的假设，比如孩子和父母的举止行为如何。因为父母、孩子行为方式相对普遍，以及我们都有着与一般孩子、父母相处的经验，因此行为诊断多多少少是可靠的。行为诊断也包括应用儿童发展理论的治疗师，他们从外显行为如何在年龄上适应年龄群体的角度，考虑当前呈现的儿童自我状态的发展阶段。然而，重要的是，行为诊断不仅仅基于一个行为线索，而是由详尽的观察及行为群体共同构成的持续性模式。一旦做出一个初步行为诊断，则有必要问问自己："你的结论是由什么证据支持的？这个诊断或者假设他人听来合理吗？"

社会学诊断

凭借我们自己对一个人的反应，并注意到我们对个体作出回应时自己的自我状态，从而为我们对个体的自我状态诊断提供信息。此时，我们使用的就是社会学诊断。治疗中的社会学诊断涉及治疗师反移情的使用，这种反移情使用可为社会诊断增加一定程度的效力。然而，做诊断的治疗师自我意识的程度完全是批评性的。如要有效使用个人回应，一个人要对自己回应的意义以及自我状态的转换有相当程度的理解，同时，还应有相当的能力关注个人刹那间产生的内心体验。必须对这些回应作出承认和反思，但并非立刻表现出来。从业人员可反思的问题包括："我对这人的内心反应是什么？我进入了什么自我状态？我想如何回应他们？其他人对同样的刺激源会产生相似的反应吗？"

历史性诊断

在历史性诊断中，我们发现行为、思维模式或者情感的历史意义。治疗师通过心理治疗的惯常谈话建立历史心理诊断的全貌，可以这样提问，如"你或其他什么人以前这样做吗？这让你想起某人或某事了吗？"，建立或者证实一个历史性诊断。这种疑问有时会揭示令人惊奇的信息，因为我们曾认为儿童自我的行为实际上是父母自我状态。这种情况可能是由来访者建立的，比如，他常处于"儿童自我状态的父母"中的一位常使用同一举动。同样，我们认为的父母自我的行为实际上是儿童自我状态，如那种过于负责任，甚至孩提时就已被父母化的孩子。做历史性诊断时也需要采取试验性态度，因为来访者也许不具备某些信息或不能忆起某些往事来证实历史性诊断。

现象学诊断

现象学诊断是个体的主观体验，这时个体处在"仿佛这种状态正在发生"的特定自我状态。这种情况在儿童自我状态下最易得到承认，因为我们在一定程度上都记得我们曾是怎样，作为孩子时什么感受。要主观地体会我们父母中的一方是如何感觉的则更困难，因为我们无法确切知道个体在某一个时间点是如何感受的。虽然我们有种直觉：我们在特定情形下如何感受可能是特定父母的感受。现象学诊断也包括移情(Hargaden and Sills，2002)。在移情中，来访者把治疗师当作现实状态中的移情人物来体察，虽然由于移情的无意识性质，来访者可能意识不到移情。移情的分析可能暗示特定体验的现象学分析，因为来访者可能像儿童那样做出移情反应(互补型移情——寻求一个补充性父母回应)，或者可能像父母亲一方那样回应(一致型移情——设法复制其父母或在其他人身上引发儿童回应)(Clarkson，1992)。很明显，如果诊断是这样做出的话，治疗师反移情的社会性分析也需要考虑在内。

对成人自我状态很难做出主观现象学诊断，因为大多数人会假定他们多数时间处于成人自我状态。如果我们来自一个污染的成人自我状态，在定义上，我们误把某些父母儿童自我的内容归为成人自我状态，那么，事情就会变得更为复杂。不幸的是，我们通过消除而形成了成人自我的诊断，也许这也是 TA 理论的一个弱点。

诊断也要求分析、阐述模糊、不规则的情感，特别是诊断早期儿童自我状态(C1或者早期结构)时。有了这样早期的自我状态，来访者不可能有一个具体的记忆来核实历史性诊断。在这个层面上做诊断时，可使用治疗师有关儿童发展理论(行为诊断)的知识，治疗师反移情(对来访者原始防卫的使用作出回应)，来访者极为强烈、广阔无垠、不可解释或非理性的情感和现象经验。正是这种经历的性质提供了现象学诊断，而不是将它与具体事件或生命阶段联系起来。

34

四种诊断方法的应用

伯恩的四种诊断方法可应用于一系列 TA 概念，而不仅限于自我状态的诊断。为了说明四种方法怎样进一步帮助我们进行诊断，我以禁止令诊断为例来说明这四种方法的具体应用。

听来访者说话时，我们可以从他或她讲述的有关他们的情况推断出几个禁止令。TA 治疗师仔细听取出现的主题，这些主题可能指向来访者感到多多少少受到限制的经验领域。来访者的行为给我们提供的线索可用于形成他或她脚本的行为诊断。比如，一位来访者如果给出一系列限制性的情感表达语，我们做出的行为诊断，可以是"不要有感觉"的禁止令 (Goulding and Goulding，1979)。与此类似，若一位来访者讲述了一些经历，比如：他们会放弃计划，就像最后一分钟决定不参加某一课程，我们从行为视角将它诊断为"不要成功"的禁止令。

我们若关注反移情回应，可能得到来访者禁止令模式的社会诊断。重要的是，我们对来访者的回应要腾出空间，且加以关注，因为他们可以提供大量有用的信息，比如一个拥有"不要重要"禁止令的来访者可能是治疗师反复"忘记"进行督导的人，或者是当治疗师需要更改日程时首先想到可以调整时间的那个人。在与一位接受"不要有感觉"和"不要亲近"禁止令的来访者工作的过程中，我们也许发现自己是个毫不相干、缺乏活力的人。我们迫切地想要强化禁止令，或与之抗争，企图拯救来访者。治疗师需要花时间仔细检查他们对来访者的回应方式，没有认真思考之前不要接受任何表面的东西。此外，他人如何对来访者作出反应也十分重要——这可以在团体治疗情境中观察，也可以通过来访者讲述的内容中他人如何反应的部分来了解。

历史性诊断可以从来访者的过去人生经历中获得关于"禁止令"的信息，特别是他们早期的经历。比如：交互沟通分析师广泛赞同体罚儿童可能会导致"不要存在"禁止令的形成(Steward and Joines，1987；Steward，2007)。若一位来访者讲述其常被拿来与其他孩子或家庭其他成员进行比较，或在家里不太被疼爱，那么历史性诊断的结果是：他们会形成"不要做自己"的禁止令。

TA 治疗师经常与来访者分析他们对来访者禁止令模式的想法。对此，来访者常觉得很震惊，而且确认事实上的确在内心确立了这种禁止令。在一定程度上，我们把这种情况看作是部分现象学诊断。然而，现象学诊断不只是向来访者核实有关禁止令的假设、寻求信息，而又包括核实来访者是如何在当下、在治疗室体验禁止令。因为禁止令通常被看作是"前语言"（Pre-verbal）的暗示信息，来访者可能特别纠结于如何将禁止令用言语表达出来，所以治疗师的工作是讲述目前面临的困难，敏感地、试探性地、巧妙地向来访者核实诊断情况。如来访者确定内部体验性质的方式正好与特定禁止令保持一致，那么一个现象学诊断就得到证实。

这四种诊断方法已得到广泛应用。举例来说，在进行自我状态诊断时，治疗师与其笼统地说："你现在正处在父母自我状态"，不如说："我注意到你的一个变化（行为诊断）。我看你有些紧张，对我有点不耐烦（社会学诊断）。我想知道，这种情况你是否感到熟悉？过去是否有过类似的经历或有人给了你类似的感觉？（历史性诊断）。我也想知道你内心是什么感受？"（现象学诊断）

35

发展对话访谈技术

　　相当一部分 TA 学者为治疗师提供了详尽的脚本分析问卷，以便在治疗工作中有组织有条理地使用。事实上，绝大多数 TA 治疗师不会用如此结构化的图式进行脚本分析。我建议治疗师不要以正式结构化的方式进行脚本分析，而是鼓励治疗师以对话式、非正式的方式提取信息（Cornell，1986）。我不提倡完全废除脚本问卷的使用，但认为治疗师可以采用不同的方式搜集脚本分析所需要的信息。虽然一些来访者倾向于使用正式的结构化脚本问卷访谈，但大多数来访者似乎认为这类访谈问卷对访谈工作是一种阻碍，是行云流水般治疗中出现的裂缝，常常是当他们开始觉得和治疗师相处得越来越舒适的时候，正式的访谈改变了治疗关系的权利平衡。

　　使用结构式模型可能面临一个风险：脚本问卷可能使对来访者的了解过程变得模糊，如来访者讲述故事的方式，故事前后的一致性、不一致性，讲述内容的跳跃性，他们强调的部分，忽视或最小化的部分，断裂的或不连贯的叙述（Holmes，2001；Allen and Allen，1995）。所有这一切都是有关来访者的信息：来访者依恋类型（Holmes，2001）、来访者发展组织水平（McWilliams，1994）、他们的内在过程以及体验世界的方式。而如果治疗师使用的是描述性、正式的脚本问卷方法，这些信息可能丢失。这种方法用于有人格障碍的来访者可能带来极端的危险和失调，因为他们缺乏必要的整合身份来进行有效的回应。将问卷用于这类来访者，可能产生威胁甚至引起敌对的防卫反应（McWilliams，1994）。一种对于传统访谈方法的批判在于它们的"静态"性质，如治疗师只通过一次调查获取的有限信息对来访者进行诊断。而在一个流畅的对话式工作中，治疗师能收集信息，但同时又允许来访者以他们各自的方式讲述自己的经历。治疗师可以提供持续性的共情反应，为来访者提供治疗初级阶段所需的情感支持，这将有助于治疗联盟的建立。

我建议治疗师可以采用另一种方法来获得脚本分析所需要的相关信息，以"更协调"的方式，在自然的、流动的对话中进行。首先，治疗师需要考虑他们想要获得什么信息。一般 TA 治疗师会对来访者的禁止令、已内化的应该脚本信念、各种关系中的脚本主题、生命轨迹、心理地位、生活环境中习得的生活模式和归因方式等内容进行假设。花时间思考一下，对你的来访者，你对哪些脚本（Counterscript）结构最感兴趣？这些信息会给你带来什么？你需要问哪些问题才能找出这类信息？来访者能主动提供什么信息让你开始构建他们脚本的试验性假设？你的哪些观察或体验可能会为来访者的脚本带来潜在的光明？

对于以上各方面，你开始构建自己的想法时，就会花费时间回顾已建立的脚本问卷。注意到提出的问题以及问题设计是为了引发什么信息，或从不同的答案中可以作出什么不同的推断。你能怎样使这些问题适用于你自己个人的治疗风格并找出你有兴趣收集的特定信息。

我的建议是，与其在一个正式的访谈模式中使用这些问题，不如在与来访者的治疗活动中嵌入，当然更好的是，嵌入你自己的版本问题。治疗中，谈话自然而然转向那个话题时就可以提问。比如，一名来访者讨论他们纠结于接受赞扬，我们可以问：他们的父母是如何以及为何赞扬他们的。当他们真的被赞扬时，他们内在的心理活动是什么？他们逃避赞扬吗？如果是，怎样逃避？咨询、扩展过程，澄清及获得情境中情感和认知内容的细节为治疗师提供了足够的信息，对每位来访者进行脚本分析、诊断，而无需正式访谈。

36

进行彻底的结构分析

交互沟通分析诊断始于结构分析 (Berne，1961)。TA 治疗师在构建来访者的交互沟通分析诊断时，首先进行观察，然后开始对来访者自我状态结构的内容和过程作出推断，用四种自我状态诊断方法对这些推断进行核实 (参见第 33 个关键点)。

你会发现就每个自我状态的相对、明显的长处或优势，做些笔记是很有益处的，包括不同年龄阶段的不同儿童自我状态，也包括结构分析中不同的父母内在投射。哪种自我状态用得最多？这些自我状态是如何使用的？哪些用得较少？哪些父母内投射看来最为强大、有剧毒或有害？这位有毒父母内投射缺席时,有什么显著的特点？你对最常出现在治疗室的儿童自我状态的主观感受是什么？

每种自我状态类别的内容、情感和障碍均需要得到解释。第二和第三序结构模式，需要考虑发展每个来访者的全面结构分析 (见图 36-1)。这里基本上采用第二序结构模式角度对这个过程进行描述，然而治疗师会应用同样的原则,把诊断进一步细化，从而进入第三序结构模式。第二序父母自我状态，通过将内投射划分为父母自我状态、成人自我状态、儿童自我状态，对每个父母自我内投射进行分析。当我们投射了我们父母的形象时，则我们投射了他们所有的自我状态。如果内投射完整的话，那么父母自我就被投射了他们的结构性冲突（Clarkson，1992）。有时发现，治疗室内特定父母自我内向投射的激活，可以解释突然的、表面上看来不符合性格的改变。重要的是治疗师在和内投射直接接触前，对每个父母内向投射有一个基本诊断。只是这种诊断一直是推断性、纯粹的假设（除非治疗师有机会直接与来访者父母见面访谈）。这种诊断需要确定任何病理的深度和水平，加上直接对那个自我状态进行治疗时可能出现的危险因素，比如刻意将能量灌注在虐待、暴力或精神病的父母自我状态通常是不明智的。

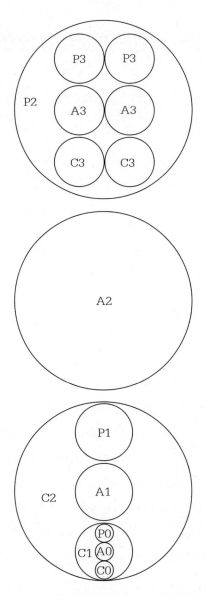

图 36-1　三级结构模式（Berne，1961）

　　需要注意，结构意义上的父母自我状态和儿童自我状态包括其他自我状态。表面的儿童自我状态可能是父母自我状态中的儿童自我状态，或者表面的成人自我状态可能是父母自我状态中的成人自我状态。而且，全面彻底地使用伯恩的四种方法进行诊断，会揭示当前可能呈现的自我状态。

　　根据年龄，全面的结构诊断需要包括不同的儿童状态。你的来访者会因年龄和发展阶段，呈现出不同的儿童自我状态。这个诊断过程常常是主观的，主要使用社会学、现象学诊断，但是当来访者有与当前自我状态相关的记忆时，也会包括历史性诊断。行为诊断在这里是不完全可靠的，因为来访者可能展现的自我状态，其行为是与年龄不相符的。这时就需要利用社会学诊断、历史性诊断及现象学诊断来确定年龄和每个发展阶段下呈现出来的自我状态。

　　治疗师可能意识到或者怀疑来访者排除或隔离了某些自我状态。自我状态的排除或隔离最常见于儿童自我状态，这些隐藏的自我状态也需要得到解释。这种压抑或分裂在来访者结构中可能会变得强大有力，所以建议治疗师能够考虑那种被隔离的自我状态呈现，即便这种呈现不是立竿见影的。

37

加入自我状态对话，发展动态结构分析

做结构分析时，思考来访者内在对话的内容及过程是有帮助的。在结构分析中加入内在对话意味着加入了一个动态因素，阐释进行中的脚本。伯恩请沟通分析师考虑这种对话的发生，他称该对话为"头脑中的声音"。

父母、成人、儿童之间的对话不是"无意识"的，而是前意识（*presciousness*）的，即它可轻易被带入意识中……一旦他理解了正在发生的一切，接下来的任务就是给予来访者倾听的许可，教他如何听声音，这声音从孩童起一直到现在，以原始力量存在。这时，他可能需要克服几种阻力。他可能被父母指令禁止，如："如果你听那声音，你就是疯了"，从而不去倾听；他的儿童自我可能也害怕他将听到的一切；他的成人自我可能宁愿不听从他人管理他的行为，目的是保持他对自主权的幻觉……作为一个普通原则，第二人称（"你本应"等）来源于父母，第一人称（"我必须""为什么我"等）来源于成人自我或者儿童自我。稍加鼓励，来访者很快就会意识到他头脑中最重要的脚本指令，并汇报给治疗师。

（Berne，1972：369–70）

"你"的声音可能源于儿童自我(P1 自我状态)中的父母自我，是对早期(C1)儿童自我状态的惩罚。

为了提升内部对话意识，请来访者持续一周或更长时间注意他们的内部对话，或干脆记录下来。可以邀请来访者在笔记中记下他们听到的心理对话。在这点上，不要求来访者有意识地改变和挑战对话的性质，只是意识到即可。从治疗师的观点看，获得对话的全貌对诊断是有助益的。一些治疗师不太愿意来访者注意负面对话，担心其负面得到加强。在我看来，这没有问题，因为"声音"已在那儿，内容也已在来访者大脑里。来自各种不同情境对话的许多微妙的部分，如果当时不及时捕捉可能会消失，请来访者准备好一本笔记本写下持续几周的对话的性质，这有助于提升各类情境中对对话的意识。从历史渊源的角度分析对话（"事实上，有人对你说过这话？如果有，他是谁？" 或"这个有关你自己的结论，你是如何得出的？"），也可以暗示来访者自我结构中可能出现的场景，说明某一特定部分的对话来源。比如，批评性的对话来源于父母自我状态（P2），还是来源于更原始、早期的父母自我状态，如儿童自我中的父母自我状态（P1）？意识到这类对话会开启来访者改变的过程，进入意识状态，在后期的干预中进行修正。

关于如何干预，治疗师有几种选择，主要取决于他们自己的兴趣和方法。可使用认知行为方法，直接挑战或者质疑对话，类似于认知治疗师挑战消极自动思维（Beck and Beck，1995）。还有一个更具心理动力学性质的做法是把来访者的注意力引向对话的性质，并有意识地体验冲突，从历史源头、关系期望、自我反应和他人期望反应的角度探索对话。这种对话可置于关系中，具体做法是通过反复请来访者有意识地注意他们在治疗会谈及与治疗师相处时出现的内在对话。

记录沟通的性质有时也有用处，将来访者每个父母自我的交流方式记录下来，然后放入结构分析的对话中。比如，也许一个父母自我忽略了来访者，而另一个父母自我责备来访者，这种沟通也许在来访者现实生活中的内在或人际关系中正在上演，来访者在治疗中也许期待类似的回应（Benjamin，2003）。意识到这种互动，并以此得出诊断结果。巴里和哈福特（Bary and Hufford，1990）强调了来访者准备结束心理治疗的指标。这里一个相关的指标是："她的内在对话鼓励、指引她，而非为她辩解或谴责她时，她已准备结束心理治疗。"（Bary and Hufford，1990：220）

38

阐释文化宗教父母自我

所有的发展和行为都是有文化内涵的，需要结合个体成长、生活文化进行思考。

(Tudor and Widdowson, 2008:228)

在对父母自我状态和脚本进行结构分析时，容易把注意力仅仅放在来访者父母及其在来访者脚本形成中的影响，而容易忽略文化宗教父母自我状态的影响，尤其当他们与我们自己的文化宗教信仰一致时，更易将其忽略。然而我们的环境、社会文化情境在我们的脚本形成中起了十分重要的作用。文化及宗教投射在我们的内在经验中也起了很重要的作用，很大程度上强化了我们的日常生活（特别是主流文化群体中的人），其方式是隐含的，通过我们在社会中与他们的交流而不断加强。"主导文化的愿望、要求、行为及爱情都通过父母、家庭和社区关系做内向投射而成为来访者自我和个性的部分"（Shadbolt，2004:120-1）。所有的治疗师都知道无言的否定，甚或纯粹谴责的父母会对一个成长过程中的人的自尊造成极大的影响。然而，也很容易忽略一种事实，即相似的过程在隐含、无意识的心理层面发生。这些过程受内投射的文化父母、自我与文化父母的互动以及儿童自我状态的影响。女权主义运动首先把我们的注意力吸引到性别脚本，相关的性别原型文化父母自我，父权主义在塑造自尊中强势且隐性的影响力，女人和男人的思维、期待及行为方式。毫无疑问，文化父母自我和我们自我感的内在心理交流塑造了我们的行为、期待、思维方式及自尊。互相交流沟通的成分包括且超越了性别而进入文化、种族、性及塑造我们的其他因素。

施万纳斯和瑞马斯（Shivanath and Hiremath，2003）拓展了文化脚本概念且发展了脚本矩阵，解释了文化脚本因素。在他们的模式中发展了脚本的三个层次：家庭内发生的脚本、个体宗教和文化脚本、较宽广的（占主导地位的白人、异性恋）文化脚本。文化脚本是非直接的、隐匿的，它是我们周围所有的隐性信息和价值，常常存在，且说明社会、政府、宗教团体，当然还有媒体等机构的运作及价值观。举例来说，近来时尚业受到批评，因为其雇用体重极轻的模特，批评者认为这种做法试图提升某种意识，可能对年轻女子产生微妙的影响，即会让人认为迷人、让人接受、他人心目中所期待的女子形象就是模特的形象。在媒体的大背景下，也包括一些杂志，似乎聚焦名人的体重变化，增重遭受批评，减肥令人羡慕。儿童自我的社会化在一个更宽泛的社会情境中发生。思考个体时我们需要解释同伴、学校教育、社会化，还有他们接触的媒体。同伴关系对孩子来说极为重要，思考它们对个体自我感受和自尊的形成是很重要的。

一个人生命中宗教部分构成了个体父母自我状态的一部分，像宗教人士，如牧师，还有宗教团体与其自身的规则、行为规范、信仰都成为强有力的内向投射。许多有宗教信仰的来访者需要首先请治疗师对他或她深深的信仰表示尊敬(McWilliams，1994：18)，甚至拒绝宗教的人们也不能免于宗教力量的影响，在宗教氛围中成长的人成年后表现出强烈的宗教影响，这种例子并不鲜见。我们的道德感、内在的评价过程、评判自己的方式及个人伦理感都可能深受成长过程中宗教的影响。

作为心理治疗师要与不同文化群体打交道，我们得注意两个层面的问题：一个是内在心理层面，另一个是文化脚本层面。忽略了个人的文化脚本及更宽广的白人社会中形成的脚本，就是否定文化种族及种族主义对他们每日生活的影响。

（Shivanath and Hiremath,2003:173）

在如何感受体验"性"这个问题上，我们的文化父母自我也起了一定作用。作为社会化的部分内容，我们内化了有关性别、普遍意义上的性及自己的性取向等信息。非异性恋的人需要处理一个文化父母自我的影响，这个父母自我否定他们现在所处的状态，因此需要处理压迫性的内向投射。只有通过这种投射，他们才能更好地接受自己。对于非主流文化（主流指白人、异性恋、体格健壮等）的人们来说，很可能有两个文化父母自我：一个是主流文化父母自我，另一个是来自他们自己的亚文化父母自我。不可避免，亚文化父母自我会在很大程度上受到主流文化的影响和塑造，但多少会不同于主流文化。不认同文化父母自我期望的个体可能会感到被疏远。在诊断过程中，需要关注这种体验，注意不要把它们误诊为心理病理的标识。这里有一个例子：很多女性认为，如选择不生育，就常常被认为有些古怪，甚至认为这是因为她们有"问题"。主流文化期待是一个人应该想要生育孩子。任何人如有异于该主流文化期待，就感觉每天生活在不被接受的幻觉中。

39

关于压抑

在治疗中，与来访者处理有关归属感问题时，治疗师需要解释来访者恰恰可能"不属于"的真实方式。这种解释过程需要从治疗师自身开始。现在你可以停止阅读，花点时间反思来访者各种不同问题的相对重要性，以及你自己的文化、种族、阶级背景、性别、性、身体智力水平、经济状况的重要性，思考这些因素如何塑造你的身份、关系、沟通以及自我感知。

解释来访者经历中的贫穷和经济因素也很重要。对大多数人来说，与贫穷相关的压抑感，对可改变的资源产生直接影响，因此在治疗中也需要进行解释。如果你很饥饿，家里没有暖气或者热水，则很难想象你会进行人格改变的思考。

语言模式也可能成为压抑的符号，对于教育水平较低的来访者而言十分重要，这类来访者可能对治疗师的（可觉察到的）社会地位和教育背景特别敏感。使用过于复杂、冗长或者正式的语言对治疗师而言是一种诱惑，因为他们急于向来访者表明自己的可信度，或有兴趣树立一个职业化的可靠形象，或有些治疗师感到需要证明自己，这也许受到"认为不重要"的脚本所驱使。阐释压抑的治疗师要小心其语言会给来访者带来强大的影响，因此要敏感地而又不出于同情地调整自己的语言以适应来访者自身的语言风格。

压抑也会以不同的微妙形象呈现，尤其是与"隐藏的"失能相关的，包括失读症(Lynch, 2007)。未被诊断或被误解的失读症会导致治疗师将其归因于"不要思考"禁止令。这些来访者有很强的思考能力，只不过需要其他方法才能有效提升思维。

在实际情况中，指令的呈现方式与失读症来访者的需要不调和的情况下，如将行为合约的未完成情况不正确地看作来访者的抗拒，这种做法是会产生压抑感的。建议治疗师在治疗失读症来访者的过程中，先简单地同来访者讨论，以便发现来访者需要治疗师提供什么来帮助他们以最优方式处理信息。目前，有相当数量的证据表明失读症来访者以不同于他人的方式处理信息。寻找有效的沟通方式也许要求治疗师稍做改变，这包括以不同方式规划会谈、避免冗长复杂的解释。我提倡所有的来访者来治疗时，都应避免冗长、过于复杂的解释，采用视觉化或多"感官"化方法，利用灵活之法，比如双椅子技巧等。同样，也可以询问来访者需要什么，这也适用于感觉损伤或者失能的来访者 (Lynch，2007)。

性取向是另一个产生压抑的领域，社会中有一个隐性的假设，即正常的状态是异性恋，任何非异性恋者，往好了说是不幸，往坏了说是有罪、极为邪恶。萨博尔特（Shadbolt，2004)描述了内投射的同性恋憎恶对同性恋者造成的有毒效应：

> 不难理解自我感知的核心，无论怎样充满信心，都会受到冲击，可能腐蚀殆尽，因为它会让个体感受到他或她不是主流文化的成员，是非传统的，心灵内部是游离于常规之外的，此人可能会有一种内投射感觉，即同性恋是错误的、不正常的，在文化上具有不可接受性。

(Shadbolt，2004：116)

当然，同性恋者要接受他人日复一日对其持有偏见的事实，接受对其身体安全的真实威胁。有人觉得处理这种威胁的方法是隐藏他们真实的性质，所以保持隐藏、封闭的状态，在这种情境下任何接受或者安抚只是且一直是有条件的，其条件是建立在与这种刻画出来的虚假形象的持续性碰撞基础之上，甚至异性恋取向的人们，在意识到个体的同性恋行为而表现出接受时，那也只是容忍而已，而且令人悲伤的是，这容忍也常常是有条件的。同性恋从外部宽广的社会内化的劝服性信息包括"不要存在""不要做自己"以及"不要有归属感"。

在《What Do You Say After You Say Hello》这篇文章中，伯恩阐释了心理地位的概念，包括"三重心理地位"（Berne, 1972）。伯恩在这篇篇幅短得可怜的文章中阐述了心理地位是如何超越"我好（或不好）""你好（或不好）"，把"他们好（或不好）"包括进来的。分析"三重心理地位"对探索个体经历及个体对压抑的反应很有帮助，也可更广泛地用于压抑系统，被压抑群体对压抑的不同反应的社会分析，比如许多边缘化团体采取"你好我好"（因为你"在权"）、"他们不好"的心理地位，作为将其斗争合理化的方式，在面对来自外部世界的敌意时会发展社区感、归属感。这对于占主导的大多数成员来说也适用。这是一种通俗小报上常见的地位。这类报纸把该报纸的政治观点和赞同其观点的读者看成是好的，但是把其他人（移民、欧洲政府、同性恋等）看成是威胁。在社会意义方面，这种心理地位有效地鼓励了分裂机制的使用，以及将道德化作为防卫机制使用(Gomez, 1997; Hargaden and Sills, 2002; McWilliams, 1994)。

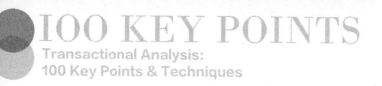

40

脚本层次：协议和合适的脚本

在交互沟通分析中，我们识别了两种主要的脚本组织层次：协议及合适的脚本 (Berne，1972)。这些脚本的层次与不同的自我状态结构的层次相呼应（见图 36-1）。

在日常语言中，"协议"这个单词指的是一系列沟通规则。作为交互沟通分析术语，"协议"指的是我们儿时就已形成的一套隐性规则，是一套有关我们如何沟通，以及如何期待他人给我们作出回应的规则 (Berne，1972)。协议是脚本的最初层次，在无意识层面运作，是我们的隐性记忆体系。海马体是大脑中明确的有意识记忆结构，在三岁左右才完全形成，因此在这个结构发育成熟之前，我们没有能力进行意识层面的记忆。在早期，大脑仍在发育。所有的刺激都被"杏仁核"所加工，"杏仁核"是一个出生时就已差不多发育好的杏仁状的大脑结构，它能够处理所有的感觉刺激，并为刺激赋予情感。"杏仁核"奠定了关键的情感记忆，但通常在我们的意识范围之外运作。眼窝前额皮质是大脑中负责情感调控的部分，也是到了三岁左右才完全形成。在我们拥有调控自己的情感反应和自我舒缓能力之前，所经历的刺激都会形成极为强烈的、令人不愉悦的情感，这种情感对于发育期的婴幼儿是非常恐惧的体验。在这早期的"前语言"发展阶段，关键的情感及相互关系模式被编码并存入正在发育的大脑中。斯特恩把这个内在模式建立的过程描述称为"广义的交互沟通表征"（RIGS）(Stern，1985)。自我、他人隐性的主要经验聚合到我们的心理地位（Berne，1972）以及协议中——我们的脚本中最基本的相互关联的部分。协议也可看成是第三序自我状态结构。

大约三岁后，随着海马体、大脑记忆中心以及语言能力的日趋成熟，脚本的

性质转为发展合适的脚本 (Berne，1972)。这个层面上的脚本常常是前意识的，
与无意识的协议相对，且被看作是第二层的自我状态结构 (Hargaden and Sills，
2002)。在概念结构上，我们也可以想到又一层次 (第三层) 脚本，我称之为叙述脚本，
指的是完全由有意识思想获取的脚本部分，包括自我概念。我使用叙述脚本一词与
第一层次的自我状态结构的脚本相联系。叙述脚本与陈述性情景记忆相关联，个体
因此拥有清晰的体验记忆、交流、情感、决定和信念。

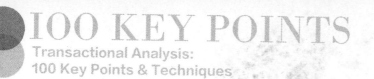

41

识别结构层次

　　自我状态模式只是一个理论，一个临床上很有用的隐喻。虽然自我状态有无数种细分方法，但为了使用方便，这一模式只分成三个结构层次 (Berne，1961)(参看图 36–1，第 95 页)。三个结构层次是根据发展时代对分类人格进行的随意划分。第三层结构与早期婴幼儿有关，第二层结构与早期学龄前儿童有关，第一层结构与后期发展的言语阶段有关。有时，最初的交互沟通分析者努力识别来访者的某种经历与哪个层面的结构相关，因为自我状态模式只是一个视觉的、概念性的隐喻，所以识别某一特定体验处在哪种结构层面 "中" 是不精确的科学。诊断最合适的结构层面主要由临床上最有用的因素所决定，每个层面结构的工作需要将治疗方法稍作调整，虽然有一定程度的重叠，且在实践中问题很少在个体结构的一个部分出现。

　　因此，交互沟通分析者如何进行结构分析呢？从识别某个事物应属于哪种自我状态的角度，我们探寻信念、经验、情感的性质，如果它是过去被来访者自动生成的，那就是儿童自我状态；如果它是一个外源内投或者吸收而来，那就是父母自我状态；如果是此时此地的经历，就是成人自我状态。有时，一种信念可以被认为与多种自我状态相关。如有人会有一种儿童自我信念，比如 "我很笨"，这也可能是父母的内投，因为可能父母或者像父母一样的成年人 (比如学校的老师) 曾经对他说过这样的话。我们举一个例子，某人不会说法语，一个成年的信念可能仅仅是 "我不会说法语"，一个儿童的信念可能是 "对于语言学习，我是个饭桶"。父母自我的内容可能与儿童自我的内容相匹配，比如某人可能有一位学校老师说他们简直 "无可救药"，或者某些个体的父母认为学习语言是浪费时间。

早期的自我状态结构会构成后期结构的原型 (Widdowson，2005)，并且根据他们的类型相互联系。P0、P1、P2 都是彼此关联且代表内化的他人。P0 和 P1 是最早的内向投射。P0 和在一定程度上的 P1，也可以被看作是代表"调控他人的情感"(Schore，1999) 或是情感克制的父母自我在神经发展过程中内化且作为自我的部分进行体验。 C0、C1 和 C2 都是彼此相关联且曾经体验的自我。A0、A1 和 A2 都是相互关联，每个状态在年龄上都适合贯注自我状态（Hargaden and Sills，2002）。

有时在第二、三结构层次将父母自我状态、成人自我状态、儿童自我状态区别开是很不容易的。幸运的是，有效的 TA 治疗不依赖于这种精确或者迂腐的结构分析，因为相互联系的父母或儿童自我状态 (体验他人、体验自我以及二者间主观、质性的关系) 大多同时被贯注了，所以在一定程度上不可能只影响其一，而不影响其他 (Little，2006)。

42

建立脚本体系

如果你决定与来访者一起建立一个脚本（扭曲）体系(Erskine and Zalcman,1979；Erskine et al.,1999)，或与你的来访者分享一个脚本系统图表，该图表的编制建立在他们给你提供信息的基础之上。那么，重要的是敏感而小心地讨论这个体系。在向来访者描述脚本系统时，我常使用"电路板"这个词，这是多数人们都能理解的语言，这也是一种看待问题体验的方法。该方法以一种特别吸引人的方式把来访者带入治疗，对那些有"技术头脑"的来访者尤其有吸引力，编写一个脚本体系相当于把一个人症状的动力要素(包括身体体验)、污染、核心脚本信念，以及他们相关的记忆库拍了个快照。

脚本信念

识别脚本信念时，需要把它放置在有关自我、他人及一般意义上的世界 / 生命本质的概念之下。花时间思考来访者，发展他们在这三个领域的脚本信念假设，有助于理解来访者脚本信念的不同维度以及他们交流的方式。

脚本信念可以用"层次化"的方式进一步定义。认知行为治疗聚焦个体拥有的不同层次信念的分类，这种做法有局限性且助益不大。认知行为治疗师会寻找来访者面对特定刺激时作出的消极自动思维（NATS）(Beck and Beck，1995)。在这些思维背后是一系列假设，是核心信念。消极自动思维假设及核心信念与污染、漠视、应该脚本和核心脚本信念分别对应。

引发脚本信念的问题包括："你感觉很糟糕的时候，头脑里怎样说自己？你是什么样的人？"；"你有这样的感觉时，你对他人怎么看？"；"你感觉不好时，你通常怎样看待人生？"

编辑脚本体系过程中，在推断来访者的脚本信念时，你可能希望采用认知行为分类，并识别脚本信念"层次"和核心，即背后位于来访者脚本核心位置的脚本信念。通常这些信念是"我不讨人喜爱""我毫无价值""我本质很坏"等。

厄斯金和查克曼（Erskine and Zalcman，1979）认为，这些脚本信念都是污染，通常都是彼此加强的。我的观点是：虽然有些脚本信念是污染，但一些"更深"层次的信念（比如"我本质很坏"）更符合脚本决定，这些都会被污染所加强。

脚本展示

脚本展示包括处于烦恼中的来访者对他们主观内在体验的报告，以及外在可见的行为。来访者"感觉糟糕"的时候，通过询问来访者的内在体验，治疗师促使来访者更多地意识到情感状态体验，以及伴随可识别情感状态的微妙的生理变化。这个意识过程，对于那些相对意识不到伴随情感流动的身体线索的来访者而言，常常是非常有用的。这种对提升情感状态的身体部分的意识过程，会让来访者感到更有力量与他们的情感联结。在愤怒或恐惧等常变得极为强烈的情感中，来访者可以敏感地觉察到自己的状态，甚至可能会与认知过程联系起来，如此会给来访者一些机会，直接处理出现的问题情感，或通过各种行为策略刻意改变内在对话的方式，阻止情感进一步往问题方向发展。内在体验也包括身心失调的症状以及各种紊乱或因压力而加剧的失调症状，如偏头痛、肠易激等。

可观察的展示信息可以通过提问来获得，例如，询问来访者"如果我有一台录像机或者我是'墙上一只苍蝇'，当你有这样的感觉时，我会看到你实际上在做什么？"同样，这种信息收集提升了来访者有关情感如何运作的意识，尤其在行为、可观察的层面上，也让来访者探索他人是如何体验他们的，以及来访者的情感行为是如何影响他人的(这反过来进一步加强了有赖于他人反应的脚本信念)。如果你认为这很有用，来访者可能会请他人，比如家庭、朋友提供具体的反馈，例如他们注意到什么，以获得更多有关可观察脚本展示的信息。

在做脚本幻想分析时，治疗师通常会发现来访者脚本幻想的结局是什么。这些幻想包括放弃、拒绝、毁灭等，常常是预示灭亡的主题。另外，这些幻想也可能被理想化，包含一些无法识别的拯救者的因素，戏剧性地改变来访者的情境或神奇地为来访者提供他们从未有过的理想化的童年。

强化记忆

强化记忆或与记忆相关的情景可以为来访者提供脚本信念，这种方法比较容易被来访者接受。或许这些记忆通过情景关联记忆的过程获得。情景关联记忆意味着：当我们处于同一个"情景"时，我们更容易获取匹配该情景的记忆；如果你曾花时间与一位老友回忆搞笑的事件和情景，你就已经体验了情景关联记忆。同理，感到压抑或者受伤的人们也会体验到与情景相关的无止境的情感记忆。重要的是，由于受到"童年失意"的影响，强化记忆不会包括早期儿童的记忆，例如三岁以前的具体事件以及言语。这是因为与记忆相关的大脑区域的神经部分发育不完全（尽管事件会被无意识编码、体现并在隐性记忆体系中存在）。

在决定某事是否扭曲时，我们所说的是这样一个事实：扭曲被看作是替代物(English，1971)，替代被认为是后期的神经系统的防御(Klein，1957；Terlato，2001)，早期有严重病理症状的来访者(举例来说：自我障碍，比如边缘型障碍)依赖于早期更原始的防御，因此更不可能把替代当做防卫。对一些人来说，压抑的感觉与扭曲的感觉相同，在这种例子中似乎压抑的情感多多少少被固着了，来访者在解决情感尝试失败后会有一种"重复"感。所有的来访者内心都有脚本体系，所以花时间编写一个脚本体系等于给治疗师提供了来访者内心过程的详尽快照。

43

探索"应该脚本"

督导：那么，你为来访者应该脚本做出了什么诊断呢？

被督导者："要完美""要坚强"，还有一些"取悦他人"。

这种交流对大多数交互沟通分析师来说，并不陌生——无论他们是以督导还是被督导者的身份出现，然而被督导者的回应是不够完整的。事实上，他并没有回答问题。驱力是应该脚本的功能和行为的显现 (Steward and Joines, 1987)。 因此，把驱力列为应该脚本也只提供了一个部分的行为诊断。驱力或多或少有文化的植入，因为它们是外显的行为，且在某种程度上在大多数 (西方) 文化中得到认可。驱力对大多数人都是存在的。"分析一个人的应该脚本会获得来访者脚本语言过程的一些重要信息，将其减少到五类行为模式的做法是一种还原和限制"(Tudor and Widdowson，2008：222)。

注意应该脚本信息会揭示所有类型的生存规则，这些规则是来访者从其父母、父母型人物及更广阔的社会背景中内化而来的。分析应该脚本信息可能揭示来访者仍然在很大程度上受到应该脚本的影响，这些信息也许包括我们熟悉的、无处不在的种种"应该"和"应当"。作为一个人脚本动力全貌的一部分，应该脚本信息可能也支持、维持污染。应该脚本包括可能暗示着整个家庭的更宽广的脚本主题， 如家庭标语，比如"我们从没走过运，总是坏事连连"。显然，一个诸如此类的应该脚本标语会对个体造成影响，因而个人会形成更为悲观的人生观，会支持"平庸"或"输家"脚本的形成和维持 (Berne，1972)。带有明确的悲惨期待的应该脚本信息也可能对个人产生影响，使其参与毁灭性的心理游戏。这种游戏为应该脚本信念效度提供了更多证据。可能我们的来访者会持续在社会家庭文化圈内加强其应该脚本的活动，虽然应该脚本信息在一定程度上也可能有用，比如请求照顾他人的信息或努力工作，如果一个人没有自由选择是否要依循应该脚本而生活，那么他就会受到脚本的限制。应该脚本在某些方面能起到防御作用，保护来访者，使其感受不到禁止令的影响。安德琳·李（Andrienne Lee）用"溺水的人"作为比喻刻画了一副图像（Lee，1998），应该脚本被当作救生衣使溺水的人保持漂浮状态，但此时他的禁止令却企图把他拽进水里。分析应该脚本也很好地暗示了来访者使用何种生存规则来防御潜在致命、限制性禁止令的毁灭性牵引。探索来访者的应该脚本后，治疗师不直面来访者的应该脚本以及应该脚本行为，直至将背后的禁止令处理完毕，以此来达到保护来访者的目的。

有时来进行心理治疗的来访者把遵循应该脚本信息作为最初的治疗目标。举个例子：来访者周围的应该脚本信息是工作努力、挣得高薪，或者是获得社会地位的人会得到重视。所以，他们将自己的治疗目标描述为：工作上更富有成效，获得晋升。结合应该脚本标语，仔细分析来访者的应该脚本，可以为治疗师及来访者觉察来访者的脚本是如何体现的。克拉克森认为，有时心理治疗师的指令、许可、价值观及示范可替代一个或两个父母的初始应该脚本信息(Clarkson，1992:35–6)。认识到这些很可能是改变过程的一个重要部分，她继续说：

问题不在于它发生了（那是问题性的），而在于心理分析师和来访者会把它误认为是门柱。如果人们就卡在这儿，未在更根本的"脚本层面"作出改变就终止了治疗，那么这类改变在压力下会变得不稳定，最终也不可靠。

(Clarkson，1992：36)

分析来访者应该脚本为治疗师和来访者提供了更多有关来访者脚本的信息，并因此提供了通往自主性道路上的额外路标。

44

分析"心理游戏"

首先，在与来访者探讨"心理游戏"分析时，使用"心理游戏"术语通常帮助不大。"心理游戏"这个词含有贬义（Woods，2000），往往会被来访者理解为治疗师暗示他们具操纵性或者是有意识操纵的接受者。我发现使用"无帮助的关系模式"这个词组一般都能被接受，而且用它传达"心理游戏"的性质，尤其当"心理游戏"作为无意识、加强脚本的人际行为时，更为精确。

多年来 TA 心理脚本分析已历经巨变。在二十世纪七八十年代，TA 治疗师会仔细观察，"心理游戏"一旦开始，就会直接面质（Berne，1964）。按照伯恩公式 G（Berne，1972），经常使用许多心理游戏分析方法，比如詹姆斯游戏计划（James，1973）。这些方法假设"心理游戏"是相对可预测、可被意识觉察到的行为序列。虽然事实常常如此，但许多临床经验暗示有些"心理游戏"无意识程度相当高，以致使用这些方法分析的结果并不好。再者，因为心理游戏与个人脚本关系密不可分，所以除非背后的脚本问题得到了解决，否则"心理游戏"会在其他场合上演，而且如果开始没有完全解释游戏的重要性就去面对它，它可能会以更为隐蔽的形式出现。

探讨来访者关系模式时，治疗师会倾听以获取来访者陷入的心理游戏模式，以及"心理游戏"背后脚本问题的指标。因此，完全的"心理游戏"分析需要重视"心理游戏"背后的动机以及心理游戏象征性代表的最初方案。"为了理解'心理游戏'的深层动机，有必要识别无意识冲突，因为心理游戏从它发展而来……心理游戏的转换旨在管理无意识冲突"（Terlato，2001：106）。

考虑到过去互动符号 (常常是来访者及其父母之间) 的重复，心理游戏可被理解为一种沟通形式。"在治疗的情境中，将一个人与他人交流的内在脚本外显或者演出来，这种做法可视为来访者想要与治疗师沟通并告知其内在冲突确切性质的一种尝试"(Woods，2000：96)。"心理游戏是以人际交流方式把这种内在场景外显或投射到外在世界的过程"(Woods，2000：94)。因此，一个彻底的心理游戏分析要求考虑其中包含的无意识交流的性质。

心理游戏允许个体将其内在冲突外显，所以可能暂时阻断了内在父母自我状态和儿童自我状态之间的攻击和冲突。这种内在攻击的减少以及冲突的外显使最初心理游戏脚本变得更易接受去混乱或同等程度地被加强。因此，在治疗室内，来访者的心理游戏应部分被允许，但必须受到控制 (Bateman and Fonagy，2006)，这与伯恩"心理游戏剂量"的概念是相一致的 (Berne，1972)。

在持续诊断来访者心理游戏的过程中，需要治疗师反思一些问题：

● 心理游戏设法复制的最初脚本是什么?

● 心理游戏要加强的有关自我的信念有哪些?

● 心理游戏加强的有关他人如何与来访者联系的信念及期待有哪些?

● 未曾得到满足的最初的相互关系型需求是什么? 满足这些需求会带来哪些内心和人际影响?

● 心理游戏设法管理的主要冲突的性质是什么?

● 通过这个心理游戏，来访者试图与我沟通什么?

● 我在这其中扮演了什么角色? 在这个心理游戏中我的弱点是什么? 这个心理游戏可加强我的脚本中的哪些部分?

● 我如何能够管理自己的情感，以便随时可为来访者提供治疗?

● 在理解这个心理游戏时，对于来访者和我自身而言，可以疗愈什么?

45

逃生舱——理解来访者安全性的框架

逃生舱口关闭是颇具争论的 TA 理论之一，它由德赖等（Drye et al.，1973）、霍洛韦（Holloway，1973）、博伊德（Boyd）和考尔斯·博伊德（Cowles-Boyd，1980)，以及近年来斯图尔特（Stewart，2007) 的研究发展而来。 逃生舱口关闭的中心前提是：个体，作为悲剧脚本的一部分，可能包含"一个逃生舱"。它不是我们一般假设的正面、积极的东西，而是个体借此逃离她们情境的部分。TA 中提到的有三种传统意义上的逃生舱口: 杀害或伤害自己、杀害或伤害他人、发疯。一些TA 治疗师又加上了一点: 逃跑。如个体在其脚本中有一个逃生舱处在"开放"的状态，意味着个体相信在某些层面上， "如果事情真的变得那么糟糕，我会杀了或伤害我自己或他人，或发疯，或逃跑"。这些都被认为是一个悲惨脚本的体现，也可能是三级心理游戏的极致表现。

无论你是否使用逃生舱口关闭程序，逃生舱口的概念在概念化风险和来访者安全方面都是有帮助的。当然交互沟通分析把重心放在来访者保护上 (Crossman，1966），然而保护远非请一名来访者关闭逃生舱口那么简单，要考虑特定的来访者是否在某一个时间点沿着杀害、伤害自己，杀害、伤害他人，发疯或者逃跑的轨迹移动，这种考虑是一个有帮助的速记框架。

德赖(Drye，2006) 请治疗师使用"无伤害合约"作为评估工具：

只要我认为可能存在自杀风险——而不是实际的尝试或想法，包括自我毁灭的行为、高风险、绞刑架下的幽默等，我都会叫来访者做一个测试，清楚地说明这个情况。我说："请大声说'无论发生什么事情……我都不会杀了自己……无论出于偶然或者有意'，告诉我你对自己刚才说的有什么感觉？"如果来访者说："是这样的"，风险评估报告完成了，就可以继续进行治疗计划了。

（Drye，2006:1）

德赖继续请治疗师特别注意来访者任何合乎条件的声明或条款，说明他们不能遵守合约的原因。然后他建议请来访者用不断增加的时间跨度重复这个声明。增加时间跨度的目的是了解来访者打算在哪个时间段保证自己的安全。有趣的是，德赖认为这个工具只有在监控自杀风险行为时才有效，但对监控或遏制想进行自我伤害的来访者，却收效甚微。

"在关闭逃生舱口时，来访者是从成人自我状态作出放弃三种悲剧性选择的承诺，这样她接受对自己的情况负有责任这一事实，她承认自己有能力改变那种情况"(Steward，2007：102)。逃生窗口关闭是来访者从他们的成人状态出发而采取的步骤,请来访者决定,无论在任何情况下他们都不会杀害或伤害自己、他人,或发疯。"逃生舱口方案不用于处理任何儿童自我问题，她可能仍有悲剧性选择"(Steward，2007：102)。逃生舱口关闭，尤其是"无伤害合约"不应被看作来访者持续、彻底的风险评估的替代物。当一个来访者关闭逃生舱口，无论看起来多么和谐，都不能保证她们随后不会做出有危害的或第三级行为。尽管如此，相当数量的交互沟通分析师在过去三十年也用过这类方法，但收效甚微(Drye，2006)。斯图尔特(Steward，2007：110) 在逃生舱口关闭的决定性性质和无伤害合约之间做了一个重要的区分："如果来访者和咨询师都同意，合约可以被回顾、重新协商或者改变。相较而言，关闭逃生舱口的要义在于来访者的决定是不可撤回或没有协商余地的。"

逃生舱口可以被看作一系列的行为，每一个行为都与一个舱口连接。通过杀害／伤害自我或他人逃生舱口，可以看到持续的一系列行为。这显然也可能包含心理、情感的伤害。在伤害自我的情景中，也可能包括一系列个体知道可能导致伤害的行为，但仍然付诸实行。Boliston-Mardula（2001）讨论了有关人类饥饿的逃生舱口（Berne，1970）及有害的行为如何代表满足饥饿的脚本驱动方式。Boliston-Mardula 请治疗师在为具有伤害行为的来访者治疗时，解释这些饥饿感，并促进破坏性途径的健康替代方式的形成。

　　许多交互沟通分析师把导致自我伤害的一系列行为诸如吸烟、酗酒、导致肥胖症的过度饮食等看作强烈的"不要存在"禁止令症状，也是一个公开的"杀害／伤害自己"的逃生舱口的显现。的确，很多人所表现的一系列行为多多少少是有害的。然而，声称它们都是公然的逃生舱口或"不要存在"禁止令的显化，则是将事情简单化了，可能不会完全或精确解释有害行为的复杂性及重要性。当然，一个"不要存在"禁止令的确是导致有害行为的重要原因，尽管对有害行为的组成成分及驱动因素的彻底诊断对于有效、彻底的治疗是至关重要的。

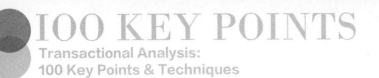

46

自杀意念：简介

交互沟通分析师多年来致力于有自杀倾向来访者的治疗，往往理解来访者的想法是"不要存在"禁止令的体现(Goulding and Goulding，1979；Steward，2007)并与他们的脚本结局相关(Berne，1972)。把自杀意念仅仅看作是"不要存在"禁止令的体现和第三级脚本的结果(Berne，1964)，并不足以理解这个复杂的现象。

对于治疗师而言，与一位处于如此深重痛苦之中以至于认真考虑着终结其生命的来访者相处是令人痛苦的经历。一些治疗师出于恐惧，对有此类想法的来访者的反应是，尽快进行无伤害合约或逃生舱口程序。但治疗师的首要任务是试图理解来访者的参考体系，以及有自杀意念的来访者的意图。

我们需要理解自杀意念本身，以及它对于来访者意味着什么。任何自杀意念常常包括个体想要停止深切痛苦的愿望，这是它的核心特点。若要有效治疗具有自杀意念的来访者，则需要解释这种愿望，治疗师需要反复共情来访者痛苦的广度和深度，以及他们想要利用自杀停止深切痛苦的愿望表达自己对来访者的理解。 从这个角度考虑，自杀意念也被看作是对来访者内在生长变化因素适合情景的表达（虽然是扭曲的）（Berne，1972；Goulding and Goulding，1979）。 虽然痛苦的"最终解决方法"，终究是自杀意念所寻求的，但这只是全貌的一部分，每个来访者的经历需要完全被探索及解释。毁灭的渴求，从结构模式角度看，一般源于P1(儿童自我中的父母自我)状态，虽然痛苦或"心灵伤痛"(McLaughlin，2007)及内在冲突，一般是自杀意念的主要导致因素。对治疗师而言，最有效的、最有用的治疗方法，既不用委婉语，也不模棱两可，而是直接询问来访者的自杀意念及情感。来访者体验的每个方面都应小心、共情对待 (McLaughlin，2007)。许多有自杀意念的人对这些情绪感到羞耻、愧疚，常常有着极度的孤立感。治疗师的共情立场是治疗本身的一部分，因为它把羞耻、愧疚感最小化了。来访者在这里最深切体验的分享减轻了与自杀相联的孤立感。

自杀意念也常包括想要摧毁自我的某些方面，通常想要摧毁的部分是儿童自我 (C1 或者甚至是第三层次的儿童自我)，或者是儿童自我中的父母自我（P1），甚或两者兼有。偶尔，来访者想要摧毁的部分是自身某些他们认识到是来自他们父母的部分 (因此代表了摧毁 P2 内投的等同物)。从我的经历来看，有效的做法是直接让来访者描述他们想摧毁自我当中的哪些部分，因为来访者会有这样一种感觉，他们能够非常容易地把这个想法传递出来。你可能需要回到这个问题上，因为这些部分能够"分层"。对来访者来说最困扰的自我的各个部分在一个时间点可能改变 (Goulding and Goulding，1979：181-204，此类"分层"治疗的例子)。

有时自杀意念的一个目的可能是获得惩罚的愿望，尤其是惩罚自己。这种惩罚自己的愿望，在那些有深深愧疚和羞耻感的来访者中，尤为普遍。想要获得惩罚的意愿也可能延伸至他人，这些人因为当初对待来访者的方式而成为来访者想要惩罚的对象 (Goulding and Goulding，1979)。考虑到自杀冲动的交流层面时，治疗师同来访者一起探索沟通角度上的自杀意念代表什么？哪些作用于自杀冲动的内容会传递给他人？禁止令，是婴儿在与环境互动的关系中形成的个体脚本部分，也可能有助于理解来访者过程。从禁止信息的角度考虑，自杀意念也可能被认为是遵从来访者从其环境中获得"不要存在"的一种禁止令——可能是直接、间接或者推断而来。

在处理自杀想法和冲动的过程中，建议治疗师解释这些想法代表的存在方面。自相矛盾的是，自杀意念可能是死亡焦虑的体现 (Yalom，1980)，或被看作是"担负责任"的一种选择，想到要为自己的人生负全部责任就极度绝望、焦虑和不可忍受。在一些人看来，自杀也是为他们自己的生命或者痛苦负责，是对一个将失去控制的人生恢复一些控制，但对重新获取控制又充满无助感。要进一步探索类似主题请参看亚龙（Yalom,1980)的《*Existential Psychotherapy*》一书。因为 TA 是存在主义疗法，交互沟通分析师会在他的书中发现很多丰富的材料。

从回到"纯粹"TA 角度来看，脚本理论为自杀意念作了一些解释。虽然确实许多体验自杀意念的人们会把自杀看成脚本结局，但把自杀冲动看成是单一脚本问题未免过于简单，不能解释相关动力学和有关问题，以及推动自杀意念的复杂性。治疗具有不同程度自杀意念的来访者时，都建议治疗师花充分的时间思考并在督导下讨论来访者自杀想法及不同的组成成分以及它们在结构上、动力学上是如何在他们的内心世界和经验中互动的。当然，理解任何可识别脚本结局是交互沟通分析师的一项关键能力。然而，在个体脚本中常有多种结果在各级脚本中被具体化，与此相联的还有一个复杂的脚本问题的互动，尽可能解释并理解它们出现的情境，以及何种情境会引发哪种潜在的结果。

最后，设计这一章的目的不是为治疗具有自杀倾向的来访者的治疗师全面概述或者提供方法论。没有什么东西可以替代包括有关风险评估、治疗方法和参考步骤的阅读等在内的完全培训。应该把这份材料看作一个附加材料，也许是为这种培训做的准备，是治疗师思考自杀意念的初始方法。

47

诊断一览表

　　进行 TA 诊断最简单的方法是系统地概括 TA 的基本概念，并决定来访者如何体验他们独特的症状。在诊断时，你可以打印出 TA 概念列表，为每位来访者做笔记时，浏览一遍诊断一览表，并做相关笔记。你的笔记经过多次会谈记录会逐渐积累成全面的 TA 诊断，你可能会选择使用以下样本或者根据你自己的工作方式设计自己的内容。

　　（1）自我状态

　　记得伯恩的四种自我状态诊断方法：行为诊断、社会学诊断、历史性诊断、现象学诊断。

　　父母自我状态：一般的评论及优势

　　成人自我状态：一般的评论及优势

　　儿童自我状态：一般的评论及优势

　　污染

　　其他结构病理学

　　主要内投射、重要的照料者／兄弟姐妹

　　内在对话

　　（2）交互沟通风格

　　一般沟通（这位来访者是用哪个自我状态进行沟通？他们引发了哪种自我状态

反应？他们占主导地位的功能风格是什么？他们报告的是哪种沟通模式？)

（3）相互关系模式

来访者对自己和他人的期待回应是什么？

（4）安抚经济学

来访者呈现出哪种安抚经济规则？

（5）心理游戏

这位来访者常进入哪种心理游戏？

我认为我和来访者可能进入哪种心理游戏？

这种来访者熟悉的戏剧三角模式是什么？

他们报告自己引发了他人何种戏剧三角模式？

我与这位来访者的反移情戏剧三角动力是什么？

（6）扭曲分析

这位来访者报告了哪些扭曲情感？

这位来访者报告了他们的哪些扭曲信念：

a. 他们自己？

b. 他人？

c. 世界及生命的本质？

他们感觉很糟糕时，经历了哪些身体反应？

他们感觉很糟糕时，会有哪种可观察的行为？

他们对结果可怕的幻想是什么？

扭曲背后被压抑的情感是什么？

这位来访者需要哪些情感素养？

（7）防御机制

[为了描述下面列出的防卫机制，请参见麦克威廉斯（Nancy McWilliams 的书——《*Psychoanalytic Diagnosis*》（1994）]。在你的诊断里，你标记了哪些注意到的防御机制。注意他们出现在何种情形中，以及他们出现前你在会谈时都讨论了什么？也要注意来访者在治疗室外报告他们生活中的事件时，你要思考它们在某种情形下，可能已使用了哪些防御措施。

基本（原始）防御

你的诊断基于何种证据之上？如已使用就打勾，并就证据做简要的笔记。

原始退缩

否认

无所不能的控制

原始的理想化（及贬值）

投射

内投射

投射性认同

分裂

解离

二级防御

压抑

退行

孤立

理智化

理性化

道德化

划分

抵消

反对自我

错位

反应形成

逆转

宣泄

性欲化

崇高化

（8）人格特质

在治疗关系中，来访者所描述的行为和生活方式是否存在人格特质的线索？

（9）人格类型／个性风格

(Benjamin, 2003; Johnson, 1994; McWilliams, 1994)

（10）禁止令

你的诊断基于哪些证据？就这些证据做简短笔记，适用的则打勾。

不要存在

不要做自己

不要亲近

不要有归属感

不要重要

不要成功

不要像小孩

不要长大

不要健康

不要思考

不要有感觉

不要做任何事

（11）被动性

你的诊断基于哪些证据？就这些证据做简短笔记，适用的则打勾。

通常报告或观察到的被动行为（包括被动性体现的一般表现）

无所作为

过度适应

烦恼

无能／暴力

（12）通道

第一类（包括构成冲突的主要对话）

第二类（包括构成冲突的主要对话）

第三类（包括关键对话或会冲突的中心主题）

（13）心理地位

我好——你好

我好——你不好

我不好——你好

我不好——你不好

（14）主要脚本信念

（15）去混乱所需的笔记

100 KEY POINTS

交互沟通分析（TA）：100 个关键点与技巧

Transactional Analysis:
100 Key Points & Techniques

Part 4

第四部分

订立合约

48

为治疗任务和目标签订合约

治疗师和来访者就治疗的任务和目标，如能在早期达成协议（在开始的几次会谈中），可能会对工作联盟的发展起到促进作用，治疗会获得积极成果。来参与心理治疗的来访者一般有总体的治疗目标，这种目标通常与症状缓解有关。许多来访者也意识到要完成相当数量的内心及人际重新构建工作才能解决他们呈现的问题。交互沟通分析师签订合约时的问题在于，如何协商一个清晰的合约，为工作更富弹性和可能出现的问题预留空间。我们面临这样一个困难：如果假设来访者在较接近脚本的心理地位中进入治疗，那么任何说出的目标都可能被来访者设想自主状态的能力所限制。来访者陈述的目标也可能受脚本驱动，这可能与个体脚本的进一步发展有关。TA 人本主义价值基础认为，在某些层面上，来访者的确需要这种知识，虽然它起初也许是非常不明显的。哈戈登和希尔斯（Hargaden and Sills，2002）认为一个理想中的较好的治疗合约应与不断增加的选择有关，而不是治疗之初就致力于一个确定的结果或行为过程。这种更侧重相互关系的合约签订方法，与注重合约细节的 TA 方法形成对照 (Steward，1996 & 2007)。

为治疗任务签订合约

作为参与治疗过程的一部分，来访者非常需要以下信息：治疗如何运作、治疗室内他们将参与哪类活动以及治疗室外作为治疗的部分 (比如"行为家庭作业合约")。来访者可能需要在如何参与自我反省过程方面得到指导，这也涉及探索来访者有关治疗任务和目标性质的期待和先入之见，因为这些内容会与治疗师的想法相去甚远。

为任务签订的合约也包括具体持续寻求来访者对治疗中某一特定问题的赞同。"这听来是挺重要的，你想现在讨论吗？""好，我听你说有某种感觉，我们可以稍后再回来探讨那个问题吗？"这些话语都为自然出现的问题作出标记，以便今后进一步探索。

为与治疗联结相关的任务签订合约

在治疗过程中，来访者应该说出他们对于治疗和治疗师的感受，就此问题与他们签订具体合约是明智的。这就创建了一个用于阐释治疗关系及移情工作的合约。建议合约的内容可用如下措辞：

人们对治疗和治疗师的感受常常是至关重要的。我发现，当注意并一起探索这些感受时，我们能了解人们的很多问题，比如他们对事物的看法、他们的思维模式，当然还有他们如何与人们相处。治疗时应提供一个独特的环境让人们这样做。比如，有时人们感觉有点焦虑或无可名状的羞耻，或有时他们甚至开始担心我可能对他们做出评判。 所有这些感觉都是重要的。即使起初我觉得有点奇怪，但我仍会鼓励你分享你心中的任何想法，尤其是那些与"来这里"或"来见我"相关的想法，无论看起来它是多么奇怪或者不理性。你会愿意这样做吗？

为治疗目标签订合约

来参与治疗的来访者常有些关于他们该如何脱离治疗的想法。治疗师可以找到很多 TA 材料，帮助来访者形成与目标相关的清晰的合约。正如伯恩所说，合约是"双边"的（Berne，1966）。治疗师也会有他们自己的一套隐性目标、"理想"或"治愈"概念。这些目标会微妙地影响治疗，且为治疗师的干预提供信息。 重要的是，治疗师对他们的治疗目标有清晰的建构且在治疗之初就将这些目标与来访者开诚布公地进行了说明。这就减少了治疗可能被隐性目标所影响，即在非合约基础上运作的可能性。在确定治疗师自己的隐性理想目标时，治疗师可以思考以下几个问题：作为一个治疗师，重要的是什么？作为心理治疗结果，他们认为来访者可以做出的最重要的改变是什么？举例来说，它可以是生活中更多的选择和生活资源，或者可能是日益增强的处理各种关系的能力。 治疗师只有意识到他们的整体治疗目标，才能让来访者参与到有些目标的讨论中，使来访者能在知情同意的立场上决定是否进行治疗。

49

签订合约——发展"试探性合约"

过多地聚焦行为合约并寻求解决方法，即"修复"方法，是治疗新手常犯的错误。

如果一位咨询师太快进入合约签署过程，会出现一种可能：来访者的无意识过程会"隐藏起来"，或者来访者过度适应咨询师可见的父母自我。

(Lee，1997：101)

交互沟通分析师在做合约签署时，一个指导性的原则是"接触先于合约"(Lee，1997：101)。改变合约的签署当然需要等到来访者至少经历了某种程度的治疗师共情以及签约双方已参与了某些有关治疗任务的合约之后，最好是治疗整体目标的合约签署之后，在治疗中发展一个更完美的治疗合约，与此同时，治疗师花几个会谈时段编写基本诊断信息。

因为治疗师在治疗之初就感受到压力，在充分理解来访者的动力学、个性结构之前，就像一个有些方向感但却没路线图的司机，会招致不必要的焦虑感。

(McWilliams，1994：15)

李（Lee，1997）建议治疗师使用她所提倡的过程合约，这会让来访者进入此时此地的参与、探索和试验过程。过程合约始于治疗咨询，然后使用咨询反应来确定下一步运作。过程合约涉及一个"试探性合约"，可避免一些艰难的聚焦结果的合约所带来的困难。TA 新手认为他们应进行这种训练，这样可以把"TA 做得恰到好处"。沃拉姆斯和布朗（Woollams and Brown, 1978）的治疗计划把发展治疗合约当作治疗的具体阶段，然而在合约缔结阶段前有两个初级阶段：动机和意识。这个方法暗示治疗师采用"试探性合约"方法，将其运用于治疗的这两个初级阶段。当然，来访者一般会呈现一些治疗愿望或目标，这些都是治疗师能接受且在治疗后期再工作的对象。

形成"试探性合约"时，我建议不要采取平常的治疗做法，即六次咨询会谈，然后复盘。我认为，这种做法给来访者输入了一个观点：治疗应在六次咨询会谈中完成。若来访者未能在六次会谈中达成他们期待的改变，他们会因未达成预期改变而感到愤怒，会因缺乏改变而感到气馁并责怪自己。在现实生活中，对大多数来访者来说，在前六次会谈治疗中只可能出现初步的改变、探索以及加强来访者的模式意识。来访者（和治疗师）可能会误把意识当作改变，从而终结治疗。一个"试探性"合约签订，在初级阶段会"让我们接触几个星期。在这些课程中，要探讨我们应如何做，我们一起要怎样工作"。在整个治疗过程中，你可以继续使用以单次会谈为单位的探寻过程，作为你治疗关系中持续合约签订、讨论的部分内容。

50

使用标准书面商业合约

　　若能在第一次会面就与所有的来访者拟订一份标准商业合约(Berne，1966；Steiner，1971)，那么你就澄清了某些安排、行政事务、治疗的条款和条件等问题。一个书面合约是十分有用的，因为很多来访者常常在首次与心理治疗师会见时极度紧张或者情绪化，很容易忘记有关商业合约的重要信息。提供一个书面合约不仅将可能出现的混乱最小化，也是很好的道义做法。所有心理治疗从业职业团体都建议成员尽量能将合约清晰化。道义上的合约签署要求从业者注意治疗中因清晰度的缺失可能导致问题的诸多领域。合约签署通常出现在治疗过程起始之初，所以治疗时长等一些细节可能还没有被确定下来。然而，从业人员会指出工作的期待模式，比如短程或者长程。另外，还有一点，我建议书面商业合约中宜清楚说明以下各点。

费用

每次会谈的费用是多少？有关费用支付的安排是什么？

取消策略

围绕取消会谈的通知期以及未进行的会谈的费用支付问题，你有什么策略？

保密

保密的界限和局限性是什么？可接受的条约是："如果我认为你和他人有可能受到伤害，我不会继续保密。在这种情况下，在将其公开之前，我会与你讨论我的理由和计划。"这个条款包含了一系列可能性，会把治疗者限定在某些具体细节上，但就风险管理这个问题，保密的界限倒是很清晰。涉及保密、保护曾有药物治疗史或精神病史的病人的特别条款包括："如果你在接受药物治疗，我与你的药物治疗师进行沟通是有帮助的，一般我会用书信的形式联系他，会与你讨论书信内容。我不会泄露你的治疗内容，但会做一般性评述。" 这就允许了治疗师与来访者的药物治疗师之间进行职业性讨论，对来访者的药物治疗进行管理。

重要的是要澄清临床督管中的案例讨论。建议条款如下："为了与伦理规则和职业做法保持一致，我定期与我的临床督导讨论案例，任何有关你的讨论都以匿名的形式进行，所以你不会从被讨论的材料中被识别。"

受训者也需要提供在论文和个人研究中有关使用来访者素材的清晰说明。建议使用以下措辞："我会时常在职业培训中将案例作为作业进行提交，所有的个案材料都会做匿名处理，你不会在呈现的材料中被识别。"事先未经来访者许可，就把来访者素材写入作业中的做法是不符合伦理的。如该条款被纳入普遍的商业合约，建议治疗师要求来访者签署文件的副本，由治疗师保存。如有受训者打算做案例的拓展研究，也建议他们从来访者处获得特别许可。

培训者和督导也需要解释教学过程中来访者素材的暴露。在我的合约中这一条款是："在心理治疗师和咨询师的教学过程中，或在专业期刊、教材中出版时，我可能会使用这部分材料，同样，任何辨识性细节都会被模糊处理，保证你不会在任何材料中被辨认出来。"

会谈的录音

如果在治疗时进行了录音或录像，你需要加上一条清晰的声明，说明录音如何被使用（如将 5 分钟节选录音、录像用于我的督导）、保存及销毁的步骤。在英国治疗师被建议将数字录音带保存下来以形成电子记录，因此要求治疗师在数据保护机构登记注册。

督导也需要把包括以上所述的书面商业合约综合起来以适应督导情况，并且也可以处理一些细节，如紧急电话督导安排、被督导者广告材料的通过、督导报告的提供、与培训机构／培训者的交流、督导频率的安排、影响治疗工作的道义规则和任何团体督导的特殊安排。

51

与不确定的来访者订立合约

通常，在治疗开始的阶段，唯一的合约就是分享无法忍受的痛苦。

（*Terlato*，*2001:103*）

很多来访者来到治疗室时，会带着对问题的疑惑和不确定，对如何解决问题感到迷茫。他们首先希望被理解和接纳。如果治疗师忽视了这一点，急于建立合约，没有为来访者提供足够的"游戏空间"（Winnicott，1971），或许来访者会感到没有足够的"抱持环境"（Winnicott，1960 & 1965）。并且，来访者在咨询开始时设定的目标很可能受到他自身脚本的影响。比如，来访者非常明确地认为他的人生目标是找到对象并结婚。而在治疗过程中发现，来访者非常强烈地认为他应该结婚，因为结婚这件事情在其文化背景中十分重要，如果不结婚则会被视为不正常，这是一种来自父母和社会的投射。因此，来访者很可能会把他的目标改为：能够自主地决定自己是否真的想要结婚。

明确订立合约的目标对于自我意识缺乏或自我失调的来访者可能会比较困难（Masterson and Lieberman，2004）。事实上，这类来访者最初的合约就是要"寻找合约"（Steiner，1974）。

另一类比较困难的情况是非自愿个案，包括被转介的来访者，例如医生建议他进行治疗，而非自己主动决定进行治疗。在这类情况下，除非来访者明确了他们想要在哪些方面进行改变，否则治疗师无法展开有针对性的治疗工作。与这类来访者订立合约可能需要经过几次会谈的不断挖掘才可以达成。

这里提供一种开始订立合约的方式：

治疗从觉察开始。我提议，首先要做的是挖掘你的模式，包括思考、行动、感受、关系模式等。一旦明确了模式，我们需要发现这些模式更多的起源与目的。我们会去发掘你是否想要改变。在这个过程中，我们会做一些治疗，尽管关注点更多的在挖掘目标上。例如：我会为你提供支持，但同时也会有一些挑战。这是你希望寻求的事情吗？

（Benjamin，2006）

这种订立合约的方式可以简单地应用在所有来访者身上，也为意料之外的内容保留了空间。

通常在清晰的、非脚本的合约产生前，需要发生一系列的变化。在这些例子中，常规的按次订立的合约，以及会谈过程中的合约，结合来访者每次会谈中的经验，可以为治疗师进行有针对性的合约治疗提供可靠的背景材料。然而，就算预先没有一个确定的结果，也可以进行很好的合约式 TA 治疗。

52

行为合约

设计与介绍治疗会谈外的行为合约（"家庭作业"）是 TA 治疗中常见的策略。它与认知行为治疗有很多相似之处。来访者对此有不同的反应——一些人主动寻求（并完成）家庭作业，有些人会询问，但并不完成，还有些人明确表示他们不想要家庭作业。认知行为治疗师曾做过一些研究，结果表明完成家庭作业对治疗有很好的效果。

"元分析表明，布置和完成家庭作业与治疗结果正相关"（Tryon and Winograd，2001）。他们认为：

> 给来访者布置作业并检查作业是否完成的治疗师，治疗结果要好于不去询问来访者从治疗中获得了什么的治疗师。最近的研究（*Schmidt and Woolaway-Bickel,2000*）表明，治疗结果并非由家庭作业的数量决定，重要的是完成作业的质量。
>
> （*Tryon and Winograd*，*2001:388*）

尽管如此，我们也不需要过分注重布置家庭作业，很多来访者尽管没有做特定的家庭作业，仍然通过治疗产生了很多改变。事实上，"行为合约并非总是对所有来访者都适用"（Stummer，2002:121）。当然，行为合约的设定和完成，以及由此获得的效益与治疗关系密切相关，而不是作业本身。在订立行为合约之前，治疗师需要先分析来访者的诊断以及诊断的含义。来访者的诊断或许包含潜在的禁忌，而行为合约很可能强化某种脚本。例如，精神分裂的来访者的核心关系模式或许是控制与主导，任何与控制相关的合约可能会强化来访者脚本中对他人关系和动机的信念。治疗师需要寻求一种合作式的互动。所有行为合约需要以某种方式与来访者的具体个案以及脚本的核心问题相关，并且需要保持与后续治疗计划的连贯性。最后，治疗师需要非常明确为什么他们会推荐某种特定的行为策略。

　　家庭作业可以在治疗中通过不断的协商而确定。然而，家庭作业通常是一些建立意识的练习，也可以是某种特定的行为过程。根据一般经验，治疗师可以提供意识合约，然而行为合约最好在治疗师的引导下由来访者自主形成，以避免来访者感觉自己被强迫做某些事情，同时也防止治疗师陷入来访者的控制游戏中。我建议治疗师使用检索卡或活页纸，这样可以写下家庭作业的内容让来访者带走，以免来访者忘记合约内容。我也建议治疗师保留合约副本，这样他们可以在后续会谈中进行回访。在后续会谈中讨论家庭作业时，要提醒治疗师注意避免采取父母自我立场，或过度安抚角色，只是询问作业情况并观察来访者的反应就足够了。

53

如何与阻抗或不配合的来访者订立行为合约

有些时候，就算"家庭作业"合约是经过详细的计划和协商达成的，但来访者仍然不去完成它们，或在某种程度上觉得家庭作业很碍事。在这种情况下，我们首先可以回顾并确认作业内容——它是否强化了来访者的某些方面？它是否暗中"禁锢"了来访者？这个家庭作业还有哪些含义？来访者不配合还说明了什么？有些时候，这些分析可以帮助我们了解为什么合约没有成功，就好像是来访者的潜意识引导它们不去完成那些会强化某些脚本的任务。

"家庭作业"这个词本身就会唤醒来访者强烈的儿童自我反应，由此可能会引发一系列的反抗行为，其程度取决于其童年时期与家长和老师的关系。尽管这样的反应十分鲜活，但是我们可以通过替换"家庭作业"这个词来避免这类反应的发生。"试验"或"发展性联系"可能更容易让人接受，并且可以避免触发这类反应。

来访者不配合最常见的原因是来访者说"没有时间"。治疗师如何应对这种情况非常重要，我们需要考虑来访者日常生活中的时间安排，以及他们需要多少时间来休息和放松。在这个过程中，我们需要支持产生改变的任何行为，也要指出那些没有照顾好自己的迹象。对于不断因为没有时间而不完成作业的来访者，治疗师可以提出进一步的合约建议，并让来访者记录下自己需要多少时间来做这些不同的事情。在建议新的合约时，治疗师可以指出："我注意到你上周无法腾出 15 分钟的时间来做这个作业，或许我们可以看看你如何安排时间，如何高效地利用我们的精力。"

很多人的一部分自我想要改变，而另一部分则非常努力地拒绝任何改变，遵循自我脚本。这种改变的矛盾可能会给来访者和治疗师带来困惑,而一旦理解了这一点,我们可以对其进行处理。如果我们假设所有的脚本都来自于关系背景,并代表了与早期关系中的内在联系,那么我们可以更清晰地理解改变的矛盾性。例如,来访者在潜意识层面对改变有所恐惧,因为这种改变可能会破坏内在客体/关系(我们对父母的依赖),这时阻抗可以被看作"维护忠实的斗争"。儿童自我的逻辑认为:"如果我坚持脚本,完全相信它,并按照脚本行动,我确定自己可以得到爱,可以被接纳。"在这种背景下,改变会带来深度焦虑,并害怕被抛弃。这只是一种对于阻抗改变的可能解释,很可能还有很多其他的原因(如出现僵局)。我们建议治疗师保持对脚本的探寻和好奇,接纳来访者的矛盾性,并邀请他们探索其矛盾性。矛盾性和阻抗不太可能在一次会谈中解决,有时需要在治疗过程中不断回溯。对于问题较为复杂和人格失调的来访者更是如此。

在订立行为合约时,治疗师需避免将行为合约看作改变过程的精髓。简单的行为改变并不一定会产生完整的内在变化,行为改变的结果也可能比较短暂。因此,治疗师可以将行为改变看作"超适应"的结果(Schiff and Schiff, 1971)而不是脱离脚本的改变。贯注理论认为,如果超适应可以暂时让来访者从困难的脚本中解脱,那么它是可以接受的,但最终仍然需要处理超适应,让来访者回到自主的存在方式(Schiff et al., 1975)。此外,需要记住,存在主义取向的治疗认为,承担生命的责任,追求自由,会导致一定程度的焦虑(Yalom, 1980)。没有自主生活的蓝图,这会让人在解放的同时感到深深的不安。

54

"足够好"的合约

有时候，合约并非很"牢固"，也不像我们希望的那样清晰。我们需要定期回顾来访者的治疗合约，来看看他们是如何朝着他们的目标进步的，并且确认他们是否希望变换方向，或是生成比当前合约更加具体的新合约。

在订立合约的过程中，尽量避免设置你无法完成的合约或承诺。如果治疗师承诺他们会为来访者做某些事情，或是进行一些特殊安排，就算是偶尔的措施，他们也要做好长期实施的准备。这些措施包括两次治疗之间的电话联络、增加治疗频率、延长每次治疗的时间等。比起承诺提供这些措施而后又反悔，最好从一开始就不要承诺（Benjamin，2006）。

订立合约的方法和流程可以进行调整。寻找合作和清晰的需求，邀请来访者自己思考并设定他们的首要目标，这些措施展现了对来访者的尊重，可以邀请来访者进行自我赋值。

在形成合约的过程中，没有必要太过于坚持"把事情做对"或尝试建立一个完美的合约。与来访者达成治疗合约的过程需要通过几个治疗阶段的磨合。每个阶段的合约订立都需要根据治疗进程不断发展。例如，来访者表示他经历了长期的抑郁。在治疗的开始阶段，来访者的目标也许是"感觉不那么抑郁"。在这个阶段，如果提出"感觉很开心"这样的合约会显得十分不现实，并且在治疗的初始阶段很难达到，因为它与来访者当下的状态截然相反，他会觉得这样的合约不可能实现。并且，如果没有花一些时间进行诊断，治疗师无法清楚地了解来访者的预后，在这种情况下订立合约是缺乏职业素养的。治疗师应当从来访者的行为模式和问题结构入手。在一段时间的治疗后，上述合约可能会变成"不要这样难为自己"。当进一步的治疗周期开始，关注来访者本身不再会对他造成打击时，可以对合约进行重新协商，例如"接纳自己"，最终可能转变为"爱自己"。在这个案例中，合约与来访者的诊断相关（严重的抑郁并失去希望），而对合约的重订也是持续治疗的一部分，每个阶段的合约都"足够好"。这些合约或许也可以包含具体的、可观察到的行为改变（Stewart，2007），因为工作有所进展，来访者也在觉察和视野方面得到了提升。这种不断递进的合约也可能缩短治疗周期。例如，来访者希望一旦症状消失就终止治疗，而不是一直治疗到改变脚本。我猜想绝大多数来访者希望把治疗分成小的阶段，这样可以看到每个阶段的成功，而不是每次离开时都看不到明显的改进。当治疗师尝试建立较宽松的合约（如上述抑郁的例子），以便未来不断进行改进时，非常重要的一点是治疗师要时常确认当下的合约内容并与来访者探讨可能的修订。

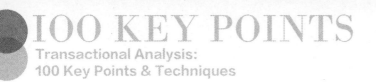

<u>**55**</u>

订立合约：冲突与负面的转变

订立合约能够铺平治疗的道路，并明确来访者希望在这条路上经历什么样的体验。从职业素养角度，治疗师有责任引导来访者自主选择是否要开始一段治疗，其中包括与来访者协商并做好在改变的过程中经历一系列扰动的准备。或许我们并不能完全让来访者准备好接受治疗中的扰动，无论是内在的还是人际的。然而，我们可以预先提醒来访者可能会发生的扰动和改变的冲突属性。我认为这样的提醒既是职业素养的要求，也能够为来访者提供处理这类问题的基础。在我的经验中，以此合约作为治疗的开端，能够为处理问题提供清晰的框架。在来访者经历剧烈的转变或冲突，或是对治疗感到不适时，合约可以为他提供指导。这项准备工作通常会在来访者经历困难时想起，并可以防止来访者由于对改变带来的冲突感到不适而过早地终止治疗。

有时，来访者会提出非常不现实的期待，例如一旦被"治愈"，可以为他们带来和谐的生活，永远不会再遇到冲突。"痛苦、不确定性、矛盾和冲突是生活中不可避免的，它们在深入的心理治疗中十分必要，最重要的是，它们可以激发个体的资源"（Cornell and Bonds-White，2001）。并且，提前告知来访者治疗过程可能对生活中其他关系带来出乎意料的影响也是非常明智的。经常有来访者终止一段友谊或是暂停一段关系，以便他人不断适应自己的改变。有时，这些改变恰好完全符合来访者的期待，然而有时它们也十分惊人，来访者并没有做好准备。

在谨慎提醒来访者这些扰动的同时，也应当与来访者探讨可能出现的困难与负面转变。我个人的方法是在开始的几次治疗中寻找合适的时机对来访者说：

随着治疗的推进，你的感觉很可能会更加强烈。这种感觉可能会比较陌生，有时还有些震惊。关键在于，无论你对治疗关系的感受如何，它都非常重要，并且你需要非常坦诚地面对这些感觉，并可以在治疗中谈论它，这样我们可以一起来了解它。或许有时你会对我感到愤怒，或是感到被我伤害，但我相信你的感觉非常重要，尽管你可能并不喜欢，但你一定能找到一种方式把它表达给我。我向你保证我会谨慎地对待你的感觉，然而首先你需要把它告诉我。你认为这样可以吗？

通常，来访者对这样的陈述都会给予积极的回应，尽管他们会表现出对这种坦诚和处理冲突的不适。并且，很难想象你寻求帮助的那个人会让你感到愤怒。在这种不和谐中，十分有必要挖掘来访者的不适感。我的经验是，在这种情况下，来访者会表达一种面对冲突时的困难，并控制关系中不愉快的情绪。治疗师可以在治疗中让来访者表达困难的感受并学会管理冲突，以此作为来访者进一步改变的合约。

100 KEY POINTS

交互沟通分析（TA）：100 个关键点与技巧

Transactional Analysis:
100 Key Points & Techniques

Part 5

第五部分

治疗计划

56

比较治疗顺序模型

　　治疗顺序模型在 TA 实践中经常使用，它作为理解治疗阶段的概念框架，与来访者想要通过治疗而改变的事情密切相关。在 TA 治疗实践中，治疗师会综合两种以上的模型来理解治疗工作的不同阶段。尽管这些模型表面看来彼此不同，但是它们具有一定的相似性，例如它们都强调在治疗的开始阶段要建立工作联盟，然后进行更加深入的重构治疗。通常治疗师认为去污染的过程先于去混乱的过程，然而这种观点最近受到了 TA 权威人士的挑战，主要是来自关系取向的专业人士，认为去混乱化的过程发生在治疗的开始阶段（Hargaden and Sills，2002）。这些模型可以为治疗师提供一个治疗进程的参考，并培养他们的耐心以等待来访者准备好进入下一个阶段。然而，可能它也没有帮助，并会误导治疗师认为治疗过程是线性的，来访者一定会遵循特定的顺序进入每一个阶段，而现实中的治疗却是循环的，甚至是不断演变的。如果将治疗看作一个流动的、演变的过程，那么这些模型可以作为"路线图"，指出治疗过程进行到了哪一步，以及下一步可能会发生什么。表 56-1 列举了 4 种模型。TA 治疗师可以从中选择，或是结合这些模型来创造自己的"治疗路线图"。

表 56-1　治疗路线图

伯恩 （Berne, 1961 & 1966）	沃拉姆斯和布朗 （Woollams and Brown, 1978）	克拉克森 （Clarkson, 1992）	图德利威多森 （Tudor and Widdowson, 2001）
建立工作联盟	动机	建立工作联盟	建立工作联盟
		初始合约	初始合约
去污染	觉察	去污染	去污染
	治疗合约	（治疗合约）	（治疗合约）
去混乱化	去混乱化	去混乱化	情绪能力
		内在成长父母	内在成长父母
		情绪能力	去混乱化
	再决定	再决定	父母自我状态工作
		父母自我状态工作	再决定
		回到童年	
		再定位	再定位
重新学习	重新学习	重新学习	回收
结束	结束	结束	结束

57

形成个体化的治疗方案

有效的治疗方案是 TA 治疗师的核心技能，然而迄今为止的 TA 教材尚未给学习者提供个体化治疗计划的概念框架。个体化的治疗方案通常会在督导中进行设计，或是根据来访者本身以及他表述的问题进行反思。这里介绍的方法是我在教学和督导过程中发现的比较简单有效的方法。

第一步

治疗师通过反思以下两个问题开始治疗方案的设计：①我认为来访者需要做什么？②他们需要发生哪些变化？根据直觉回答这两个问题并把你的回应记录下来。在这个阶段，你不需要非常精确。你的回应可能是宏观的大改变，也可能是小改变。无论是什么都可以记录下来。如果你此刻正在治疗来访者，我建议你可以尝试这个方法，这样你可以体会到这个方法是多么的简单高效。当然，在这个阶段，回应可以由治疗师单方面形成。如果你认为有必要的话，可以在后续治疗过程中把你的想法与来访者分享。这里列举一些对这两个问题常见的回应，很可能在未来的工作中会经常遇到。

● 内化自我价值感。

● 得到家人的肯定。

● 不再尝试讨好每一个人。

● 不再对自己的不完美感到愧疚。

● 不再因为现实和想象中的缺点而为难自己。

● 学会放松。

或许你所列举出的内容要远多于这些。

第二步

根据列表中的每一条，看一看我们是否可以理解如何使用 TA 理念来引起这些改变。

● 将脚本信念从"不好"转变为"足够好"；

● 能够接纳、寻找并给予自己正面安抚（自我价值）；

● 再决定"不要重要"的禁令；

● 使用积极的控制型父母来设置适当的限定；

● 停止过分讨好他人，或将自己的需求和感觉打折扣；

● 停止过度适应；

● 打断并停止父母自我和儿童自我内在的批评对话；

● 开始记录成功并对自己的长处进行自我安抚；

● 开始对自己进行真实的评价而不是寻找脚本信念中的"证据"；

● 停止设定脚本信念中"固定的"情境和游戏；

● 在停止和放松时使用成人的认知。

现在你已经有了治疗方案的基本内容。

第三步

现在，将这个列表与来访者所表述的需求和问题进行对比，找出那些与来访者的需求和问题不相符的内容。凡是与来访者前来做咨询的理由无关的内容需要与来访者协商后才可以带到治疗过程中。这个步骤可以在你认为合适的任何阶段进行。其余在你的合约中已经包含的内容可以直接作为治疗方案的一部分。

第四步

在你编写的列表中找出最重要的三点，或是需要优先改变的目标。通常这些优先改变的部分可能会引起其他的改变，这是一种心理催化反应。在上述的案例中，最重要的三个目标或许是：

● 将脚本信念从"不好"转变为"足够好"；

● 再决定"不要重要"的禁令；

● 打断并停止父母和儿童自我内在的批评对话。

这三点发生改变后，其他的部分也很容易发生改变，或是自动产生变化。然而，很有可能其他的部分先发生改变，例如在这个案例中，改变脚本是一个非常深层的问题，需要在多次治疗后才会进行再决定。成人掌控，评估情境，主动避免脚本信念所固定的情境，甚至当这些情境发生时能够识别并改变它们，可以唤醒潜在的脚本信念，因此可能会优先发生现实的改变。花一些时间来处理最先发生的改变。在督导时，你可以思考应采取哪些干预措施来促进这些改变目标的实现。

第五步

找出列表中哪些改变目标是短期能够很快实现的，哪些是需要持续不断关注的长期目标，也许长期目标更适合在治疗进行一段时间后再指出。至此你已经有了一个针对来访者的个体化治疗方案。

58

检验和修订治疗方案

一旦你确定了来访者的改变目标并制订出了个体化的治疗方案，你需要定期回顾并对其进行修订。理想状态下，你需要在每次咨询结束后检查你的治疗方案，然而我建议你至少每个月回顾一次每一位来访者的治疗方案。持续检验、回顾和追踪来访者的改变进程是非常重要的。

最高效的方式是根据每个来访者个体化的治疗方案画一个进程表。在改变过程中，通常核心的改变比较缓慢，附加的改变会不断产生，可以通过记录"改变目标"来完成此项工作。在一张纸上画一个表格，在治疗会谈一栏记录都发生了哪些改变。需要记住很多改变需要不断重复才能真正得到解决。

根据上一节提到的案例，我们可以设计成表58-1的"追踪"表。

在每一次与来访者见面前，先花一些时间来阅读你的治疗方案，以便熟悉方案的内容。使用上面的格式记录来访者变化。在每次咨询结束后，记录来访者已经达成哪些变化并可以帮助你追踪来访者的改变进程。当改变完成时，可以将其从表格中划掉，并根据咨询进程增添新的内容。在此过程中，不断确认三个首要目标，并记录当前的状态。

表 58-1　治疗方案追踪表

改变目标	日期	日期	日期	日期	日期	日期	日期	日期
将脚本信念从"不好"转变为"足够好"								
安抚经济学——能够接纳、寻找并给予自己正面安抚（自我价值）								
再决定"不重要"的禁令								
支持使用积极的控制型父母来设置适当的限定								
面对过分讨好他人，或将自己的需求和感觉打折扣								
面对过度适应								
打断并停止父母自我和儿童自我内在的批评对话								
记录成功并对自己的长处进行自我安抚								
开始对自己进行真实的评价而不是寻找脚本信念中的"证据"（去污染）								
停止设定脚本信念中"固定的"情境和游戏								
当认知到该停止和放松时，安抚成人资源								

59

哀伤处理治疗

哀伤处理是心理治疗非常重要的作用之一。哀伤不仅仅是对于死去的人（当然这是其中的一部分），还包括放下与释怀过去。当然，说起来容易，做到却很难。哀伤处理的过程比较长，也会很痛苦。通常哀伤的对象是某些失去的关系，或是永远失去的机会。很多心理治疗方法认为，不能或是不愿意处理哀伤是心理异常的关键原因，或是认为症状或治疗关系中的动力是对哀伤痛苦的逃避（Stark，2000）。

来访者或许在某些潜意识层面希望，如果他们病的时间足够长，服从或反抗的时间足够长，那么就会发生一些神奇的转变，比如奇迹般地获得一个新的童年，或是他们的父母会突然发生变化等（Davies and Frawley，1994；Goulding and Goulding，1979）。心理治疗的一部分工作就是帮助来访者意识到这种希望，逐渐放弃并能够对不可能发生的事情释怀。这个过程是关于过去发生的事情究竟有什么样的作用的。一旦能够释怀，来访者通常体验到巨大的内在缺失的不安，因为在父母自我和儿童自我之间出现了一定程度的"和平"。

治疗师理解哀伤是一个重要的阶段，并将治疗看作帮助来访者哀悼关系丧失的方式。如果治疗师不能理解哀伤的过程，可能会导致哀伤的中断，从而让这种丧失得不到解决。那么丧失则会持续影响来访者的生活。

（Clark，2001:160）

哀悼的过程不宜过急，然而可以进行引导。理解哀悼的过程并将其看作是治疗方案的一部分，可以确保不会错过这个重要的治疗任务。有很多关于哀伤处理的文献可以帮助你了解哀伤治疗过程（Kubler-Ross，1969；Erskine et al.，1999；Clark，2001）。哀伤处理存在普遍的阶段性。理解这些阶段可以帮助治疗师评估来访者处在哪个阶段，并制订相应的治疗方案来满足某个阶段的需求以便进入下一个阶段。克拉克参考了库布勒 – 罗斯（Kubler-Ross，1969）的模型。与所有心理治疗的阶段模型相同，这些阶段可能会在某种程度上有穿插或重叠。

否认

否认是一种无意识希望某件事情没有发生……当某人开始寻求心理治疗，通常距原始的虐待或忽视已经很长时间了。然而，否认是一种防御机制，以免再次体验失去的痛苦。

（Clark，2001）

很多来访者并不知道自己为什么来做治疗，仅仅是感觉"有些不对"，这时他们正处在否认阶段，但已经觉察到事情本不该如此。很多哀伤治疗的第一阶段就是发展觉知。这个过程尽管很有启发性，但通常会比较痛苦，因此一些来访者会觉得治疗让事情变得更糟了，并没有好转。这说明来访者在感受他们的感觉，而不是压抑它们。一旦来访者意识到他们已经失去了某些东西，就可以克服否认。这种失去感是因为从未有过，也不会再有。克服否认之后会有一定程度的痛苦，来访者会感觉到对父母的愤怒，也会对自己多年来失去的机会以及无法扭转的境况感到不满。

愤怒

当我们感到愤怒时，通常是因为我们希望一些事情发生改变。来访者可能会希望他们的父母、过去、破坏的行为和模式发生改变，他们会对此感到愤怒。治疗师可以作为来访者愤怒的接收者，特别是那些感到治疗让事情"变得更糟"的来访者。他们可能会感到被欺骗，被糟糕地对待，并感到十分愤怒。对于那些在童年时不允许愤怒的来访者，可以考虑适当延长这个阶段。

协商

最典型的协商信念是："如果我改正缺点，父母就会爱我。"（Clark，2001：158）这种协商通常不被觉察，或是在无意识层面发生，所以治疗师往往也很难看到。来访者表现出开心或接纳，给治疗师一种已经进行到接纳阶段的假象。协商也是逃避全然接纳丧失的重要方式，随之而来的消沉也与其相关。它可以看作是儿童自我的创造性策略。

消沉

进入到消沉阶段后会有十分痛苦和烦恼的体验。这对于治疗师也是如此，他们需要伴随来访者走完这段旅程。一些来访者会表现出抑郁症状，他们通常会感到情绪的恶化。需要注意的是，哀伤处理过程中的消沉症状和抑郁情绪中的消沉症状有本质上的区别。完全接纳丧失需要通过感受和处理这些痛苦来完成，最终哀悼自己的关系创伤，并真正接纳自己已经不会再有一个快乐的童年。在成人生活中哀悼自己童年失去的机会，可能会让来访者感到愧疚或是后悔，责备自己的众多过错。消沉也可能来自对未来的哀悼，因为一些情境无法被改写，未来也没有机会再弥补某些关系，放弃事情按照某种特定的方式发生的幻想。消沉来自希望的枯竭。治疗师的任务是支持、共情、确认，而不是安慰来访者企图让他不再消沉。这个阶段的工作比较安静，需要强势介入，而非复杂的干预。

接纳

最终，丧失会被接纳。这并不意味着过去发生的事情变得无所谓，或是通过接纳可以让内心变得平静甚至开心。接纳意味着那些因为哀伤而阻滞的能量，以及受约束的关注点（Berne，1961），终于被解放出来，可以让来访者在其他地方使用。

60

治疗顺序：关系视角

在 TA 相关文献中有很多关于治疗顺序的介绍（见第 56 个关键点）。治疗师需要一个概念化的框架来理解心理治疗的流程，现在进行到了哪一步，以及未来可能会走向哪里。虽然近年来有很多关于关系取向 TA 疗法的文献，但很少有介绍治疗顺序的内容。从某些方面来讲，关系取向可避免一种线性的治疗流程，然而我认为，治疗师（特别是初学者）应该有一个框架来思考治疗过程的变化。

治疗过程中的每个阶段并非固定不变的，它们会彼此重叠，甚至在真实的治疗中可能会出现循环反复。来访者经常会在不同阶段之间反复，根据不同的问题或同一个问题的不同方面同时进入到不同的阶段。人的复杂性使得变化的过程也很复杂。

第一阶段：基本工作联盟

这个阶段包括治疗前的准备，其中涉及明确治疗的方向、过程和合约（Cornell，1986），与此同时建立工作联盟（Greenson，1967）。探寻、共情协调（Erskine，1993）和合约是这个阶段主要的治疗措施。通过谈话收集信息以及伯恩的四种诊断方法也可在这一阶段使用（见第 33 ～ 35 个关键点）。我们开始通过了解来访者过去和当下的关系来感知他们的关系模式。通过这些过程，我们形成一些推测性的诊断。这个阶段可以花一些时间来完成，通常需要不断的修正。它涉及发展"足够好"的信任，并在治疗师和来访者的成人自我之间形成合作式的联盟关系。从第一刻开始，就会有一些去混乱化的过程产生（Hargaden and Sills，2002）。在这个阶段，我们的人格开始显现，会被来访者注意到。他们无意识地找到"钩子"，移情到治疗师身上。治疗师很难隐藏自己，来访者会注意到关于治疗师人格的任何线索。

第二阶段：移情测试

这个阶段继续进行去混乱化，只是更加深入。无意识对当前情境的再确定伴随着照顾开始出现在治疗当中。来访者会无意识地测试治疗师是否会强化他们的脚本，或有足够的力量让治疗进行下去（见第 76 个关键点）。治疗师如何处理移情测试是治疗最终取得成功的重要基础。因此，这个阶段会有很多的波动和冲突。在这个过程中可以出现"负面"的内化或（意料之中的）恐惧反应，而波动为改变和重新处理内在及人际之间的关系提供了机会。治疗师不仅仅是"一个好的客体"，同时还要有能力提供一个安全的基础，并能够包容来访者的痛苦和愤怒。游戏的邀请也会发生在这个阶段。关系型 TA 治疗不会阻止这些，但会希望他们浮现在表面，这样可以了解并处理它们，并对游戏的邀请和努力进行反思。关系破裂与修复的循环也会在这个阶段发生，一些关键的修复工作也需要进行。

第三阶段：开展治疗工作

这个过程可以看作是"去混乱合理化"，它包括含蓄的再决定。其治疗包括移情的产生和分析，并对方案进行重新调整。这个阶段通常非常痛苦，因为来访者需要与他们的内在关系冲突相处，并最终进行到哀悼阶段——哀悼过去和"没有发生的事情"。治疗会涉及更多的关系破裂与修复循环，在内容和解决方式上有所不同。这个阶段在时间跨度上会有差异，但总的来说这个阶段持续的时间较长。

第四阶段：实践与巩固

这个阶段会花大量的时间。关系破裂与修复循环会被整合，方案也会发生变化，来访者需要找到新的存在方式。存在问题在这个阶段是首要的，来访者探索日常生活现实关系中的意义制造。在某种程度上，这与巩固和强化再决定类似。由于不断回顾旧的模式，一些问题和症状可能会反复出现。

第五阶段：结束

来访者开始不再投入关系。这可能是第一个有意识地积极结束一段关系。它也可能会给治疗师带来痛苦，因为来访者对治疗不再重视，会让治疗师感到受伤和价值感缺失。这是一个正常的过程，来访者可能不再为治疗投入精力，或许也不再计较失去的东西。治疗师的结束方式非常关键。如果没有仔细探讨和处理治疗师的情绪（或许可以在督导中完成），那么可能会妨碍积极的结束方式。关于分离和个体化（Mahler et al., 2000）的问题可能会出现，来访者需要一个正向的确认来巩固治疗结果并确保结束是一种积极的治疗体验。

61

觉察力、自发性、亲密度与自主性

伯恩认为自主性表现为三个能力的释放：觉察力、自发性、亲密度（Berne，1964）。斯图尔特（Stewart，2007:34）将 TA 的角色概括为"面对脚本——引入自主性"。在明确来访者的脚本之外，TA 治疗师会预先使用一些方法来提升来访者的觉察力、自发性和亲密度。这可以看作一个替代的治疗计划，主要关注健康而不是病理（Cox，2000）。

觉察力

根据伯恩的描述，觉察力与现象学方法类似，它包括：加括号（bracketing），即放下假设和偏见；描述，停留在最原始的、最简单的描述，而非脱离现实进行推测和理论解释 [奥卡姆（Occam）剃刀定律]；均衡，对每一个描述给予等同的价值和意义。现象学关注体验到了什么，以及如何体验的（Nuttall，2006），觉察力需要毫无约束地对新的体验保持开放的注意力（Cox，2000）。觉察力可以通过多种方式提升，例如正念技术，要求聚焦当下觉察力的流动。

自发性

自发性包括好奇和冒险的态度，以及对不断的新时刻的体验（Cox，2000）。它需要对经验保持开放性，并尝试新事物和新的存在方式。在治疗中会使用创造性实验来提升自发性。来访者想要摆脱束缚和限制他们天性的脚本，因此引导他们用不同的方式回应会让他们感到兴奋和自由。对治疗师而言，自发性较为困难，因为我们必须不断地反观自己的行为是否是自发的，而不是刻意而为。对体验和完整的觉察力保持开放，并试验我们的觉察力和对刺激的不同回应方式，或许会增加来访者对自发性的体验。很可能这种不可预测的自发性会激起来访者的不适和焦虑。邀请来访者接纳不可预测性和试验性态度，可能使自发性得到增强。

亲密度

亲密度渗透在治疗关系当中。亲密的程度受到三方面的影响：忠诚水平、对关系的信任和是否愿意在他人面前敞开自己脆弱的一面（Cox，2000）。例如，坦诚地表露反移情，但又不以治疗师的体验和个人问题让来访者增加负担，会加深亲密度。

> 来访者想要经历这个水平的关系，无论是与自己还是与他人，需要另一方也愿意用同样的方式和他进入到同一个水平的关系中。因此，治疗师需要面对自己的不完整，以及随之而来的脆弱，而不是保持封闭的专家姿态。
>
> （Cox, 2000:84）

随着治疗关系的发展，治疗师和来访者之间亲密的程度会增加，而这样做的目的是使来访者把在治疗中获得的亲密度应用到日常生活中，作为一种与他人联结的新方式。

100 KEY POINTS

交互沟通分析（TA）：100 个关键点与技巧

Transactional Analysis:
100 Key Points & Techniques

Part 6

第六部分

避免常见陷阱

62

正确对待治疗次数

伯恩劝告治疗师们不要追求"一次会谈治好来访者"（Berne，1972）。这种观点在随后的 TA 治疗书籍中也有所提及，如斯图尔特（Stewart，1996）的著作。在我看来，过分强调短程治疗并不能支撑治疗实践中的关系。并且，强调短程治疗和期待在相对较短的时间里发生改变的想法很可能会造成来访者和治疗师幻想的破灭。而幻想破灭的一个直接后果就是最终将导致治疗师的倦怠（burnout）。

在当前的行业环境中，短程治疗越来越受到推崇，通常认为短程才是"常规的"。尽管很多机构 [包括员工帮助计划（EAP）和医疗服务体系（NHS）的基本服务] 所提供的咨询和治疗服务，都会将会谈次数限制在 8 次以内。很多治疗师在初始合约中与来访者约定咨询次数为 6 次，外加一次回访。毫无疑问，短程治疗会带来很多好处，但是有很多变量需要考虑在内。

期待在有限的几次会谈中得到恢复的想法有时对来访者并没有帮助，这会让治疗次数超过 8 次的人感到羞愧，或激起他们脚本中"我很没用"的信念。治疗师需要和来访者明确，完全从症状中恢复有时需要花很长时间，并且长程治疗是常规模式。明确讨论治疗长度也是很好的订立合约实践，这样来访者理解通常治疗次数多于"8 次标准"后，也会更好地认同并进入治疗过程（Steiner，1971）。目前，我会例行预先警告所有来访者，治疗会比"8 次"更长，我发现这些来访者通常很感激我的坦诚。那些困扰比较大的来访者会因此而感到释怀，我怀疑这与他们认识到自己的问题较严重，不太可能轻易解决有关，同时，他们也感受到治疗师恰当地抓住了他们问题的严重性与复杂性。当长程治疗无法实现时，例如咨询机构规定只允许进行短程治疗，治疗师需要如实地告诉来访者在有限的时间里可以实现些什么。如实地告知治疗可能带来的结果，让来访者处在更有力量的位置，也许会让来访者知情同意，这种做法也会让来访者更好地认同治疗过程，并且在一开始就避免了感到羞愧的风险。

预后和治疗长度也取决于来访者所制订的目标和对来访者的诊断。但并不应认为困扰较多的来访者比相对高功能的来访者需要更长的时间来明确自己的目标。来访者的困扰程度并不能通过几次咨询收集到的信息推测出来，而相对内在整合较完善的人有时也会展现出"一团糟"的状态，或许是因为压力等生活体验造成的。相反，具有较严重病理症状的来访者，也可能会在一开始有高功能的表现，而问题则是在随后的治疗中逐步显现。

因此，在预估治疗次数时需要考虑很多变量，其中之一是共病：表现出两种以上的症状。很多研究表明，共病来访者比单一问题来访者更常见（Morrison et al., 2003）。

治疗中的效能测验通常会限制在 16 次左右，而治疗中所使用的方法需要保持一定的连贯性。然而效能测验需要严格的标准，有35% ~ 75% 的来访者会出现排斥反应（Morrison et al., 2003）。如此高的排斥率带来了这种治疗方式通用性的疑问，很明显这并不能精确地反映出参与治疗的"平均"来访者。一些短程治疗的效能研究表明，78% ~ 88% 的来访者会复发，或在 8 个月内再次寻求治疗（Shea et al., 1992）。

治疗经验不足的治疗师非常追求"把事情做对"，因此他们会受到迅速起效的诱惑，邀请来访者去做一些他们还没有准备好的改变，或是使用一些浅显的方法来促进改变，把一些知识等同于解决方案。这样做相当于认为，改变仅仅需要一些意识层面简单的方法和一点点知识。这些方法通常并不能为来访者带来真正的、持续的积极改变，并且可能潜在破坏了治疗的专业性，并让来访者以一种天真的方式参与未来的治疗。通常，改变的发生和维持需要不断重复。有时，治疗师和来访者认为，某个问题他们已经谈论过了，或是使用了一些治疗措施（使用某些技术，或做了解释等），那么这个问题就已经可以结束了。然而这种思路是不明智的，并不需要担心如果问题不断重复，或是长时间没有感觉到内在的改变，来访者对治疗会失去信心。心理状态、人格特质和思维模式、感觉、关系和行为都不是短时间内可以改变和塑造的，这与那些短程治疗所强调的内容有所不同（Westen et al., 2004）。

我也在思考，对"快速见效"的追求是否也代表了某些社会通病。也许这与完形理论中的矛盾性改变相似。是否只有当我们放下追求迅速改变的企图时，才会解放我们的资源和潜能来实现快速改变？

63

避免过早订立合约

对于刚刚接触 TA 治疗的治疗师，经常会误以为所有的 TA 治疗师都能够在第一次咨询会谈中形成一个完整的行为导向合约。这是一个误区，可能会导致受训的治疗师感觉很糟糕（因为他们无法和来访者达成一个清晰的合约，而这只是他们以为自己"应该"做到的）。我认为，过早地追求一个"严格的合约"（Stewart，1996），是导致来访者在第一次或第二次会谈后就终结治疗的一个常见原因。来访者会感觉被"强迫"或是被胁迫进行一个不成熟的合约，尤其是对于曾经有过被胁迫经历的来访者而言，这种做法格外容易带来伤害。订立合约的要求过于严格会让来访者感到治疗过程十分难以理解，最糟糕的情况是让人感觉人为治疗类似于一种刑罚。这种强硬的合约订立方式可能会让来访者采取对抗或顺从的立场（功能性适应性儿童），无论是哪种立场，都无法形成一种成人自我状态下的合约达成过程。

急于订立行为合约也可能被来访者解读为，只有他们的外在表现是被接受的。对于那些认为他人只看重自己做了什么，不在乎自己是谁的来访者而言，这是一个明显的暗示。需要强调的是，来访者通常在治疗初期，对自己的目标并没有一个清晰的认识（特别是不知道自己需求的来访者），或者他们的目标是受到脚本驱使的，因此这时急于订立合约是一个治疗错误。对于不确定性的纠结和需要控制感的治疗师而言，很容易过早地追求订立合约。

沃拉姆斯和布朗提供了一些有用的建议，指导治疗师什么时候应该克制自己关注合约。他们提出了"治疗的四个原则"（Woollams and Brown, 1978:265–

7）。以下斜体字部分是他们的建议，我在每个建议后面进行了评论。

（1）*"治疗师在治疗中和治疗结束后，都应该保持一种OK的立场"*。作为一个治疗师，当你感觉到无能为力，或是"治疗进行得不够好"时，是很难做到感觉OK的。通过放下对合约的关注，治疗师更容易保持OK的姿态。这会影响到来访者——不强行把迷茫中的来访者拖到合约中，来访者并不知道自己想要什么，但他们知道他们需要卸下情绪的重担，感觉被理解，这样来访者也会感觉到OK。

（2）*"先处理治疗师和来访者之间的关系模式，然后再讨论合约的内容"*。治疗关系会因为和谐的移情而得到强化："先合拍，后合约。"允许合约随着时间而显现，留出空间让治疗关系的结构得到"巩固"，这样做可以为合约的显现提供必要的基础，也能够让治疗在一个较强的工作联盟中继续进行。

（3）*"先处理移情和反移情，再讨论合约的内容"*。这个原则更偏向于后续的治疗阶段。然而，移情问题可能会从一开始贯穿整个治疗过程。因此，当表现出移情和反移情时，移情动力才是这个阶段需要做的工作。

（4）*"处理当下参与者的问题（来访者和治疗师双方）以及其他生活中的重大事件，之后再讨论合约内容"*。恪守或追求合约，可能会被不愿意与来访者直接讨论咨询关系体验，或是不擅长处理冲突的治疗师误用。来访者通常会讲述这一周或是目前生活中发生的事情，这是每次会谈应该聚焦的内容。如果因为它"不是合约的内容"而拒绝谈论，则没有尊重来访者处理问题的需求。遇到危机事件，原先的合约应该暂且搁置，或是寻求一个"报告合约"来替代原有的合约。有时，治疗师需要一些直觉或是临场发挥，为危机中的来访者提供最大化的治疗性支持。

64

避免"确定性"的陷阱

很多治疗师（特别是初学者）想要形成一种对来访者的确定性感受。有时，这种对确定性的需求最明显的表现在于，想要知道下一步该做什么，企图寻求一种公式来指导治疗过程中的每一个步骤。初学者会认为，缺失清晰、详细、长程的指导会让人感到不安、沮丧和焦虑。

> 然而，在我们看来，治疗师追求确定性是有问题的。特别是对于初学者而言，确定性或许能够降低治疗师的焦虑感，让他们感觉到治疗过程中发生了什么。然而，这并不能让他们形成应对未知和不可知的能力。很多人，包括一些有经验的治疗师表示，学得越多，越觉得他们不知道。容忍不可知性和包容存在焦虑的能力，是治疗师非常重要的技能。
>
> （*Tudor and Widdowson*，*2008:221*）

这一观点受到了斯塔克的支持，他认为"最有效的治疗师是那些……某种程度上能够容忍长期不知的体验，或者，用博拉斯的话（Bollas，1987），对必要的不确定性的体验"（Stark，2000:148）。

因此，我们无法完全知道到底发生了什么，无论是自己还是别人，没有一种分析是完整的，寻找确定性是错误的。所有的心理过程都可能有多种意义。确定性会让我们看不到那些隐藏的意义。心理化需要我们充满好奇并放弃确定性。一旦我们确定了，心理化的过程也就停止了。增强心理化的治疗取向都会拥抱不确定性（参考第 92 个关键点）。

过于强调诊断和寻找正确的干预方式，容易引导治疗师采取机械化的治疗方法，从而不再欣赏每个来访者独特的个性（Clark，1996）。这种机械的治疗方法可以看作对不确定焦虑的一种防御机制。对一些治疗师来说，不确定性是一种难以驾驭的体验，这会让他们回溯到那个缺少力量感和确定感的童年。在这样的环境中成长的治疗师，很可能会带有照顾他人和解决问题的脚本，认为这样才能管理不确定性和缺少关系接触而带来的焦虑（Barnett，2007）。

拥抱不确定性，与由此产生的焦虑和平共处。

65

降低医源性羞耻感风险

医源性疾病是由医疗手段引起的。Wordnet 认为它是"由治疗师的语言或治疗本身引发的"（http://dictionary.reference.com/browse/iatrogenic）。这个定义比较接近我们这里要讨论的内容。

很多来访者的核心问题都与羞耻感和基于羞耻而产生的身份相关（Nathanson，1994；Cornell，1994；Erksine，1994）。对于这类来访者，一个咨询目标是减少和解决羞耻问题。然而很遗憾，治疗师很可能由于没有注意所使用的方法，从而诱发或加剧了来访者的羞耻感。有时候，TA 治疗师也会因为语言的使用、行为、态度等而无意中引发来访者的羞耻感，它们尽管很细微，然而却强有力地向来访者传达了一种"我很好——你不好"的立场。这或许是正确的，尽管治疗师刻意而为，但由于来访者受到脚本和内在过程的影响，他们或许并没有体验到"不好"的转变（无论治疗师如何引导他们）。很多时候，由于一些治疗理念的应用，医源性羞耻可能会在不经意间被激活，然而在 TA 治疗中，医源性羞耻感发生的频率非常高，大多数是由于对以下概念或工具的应用技能不足而引起的。

订立合约

订立合约很容易被过度使用，特别是在咨询的初期，在来访者还不确定治疗的作用，不知道将会发生什么，也不确定自己的目标是什么的时候（详见第四部分"订立合约"）。急于确定具体的目标可能会使来访者感觉很糟糕，因为他们还不知道自己想要什么，或者知道应该发生什么,但是不知道怎样才能发生改变,或是怎样才能得到他们想要的。过于强调形成行为合约可能会让来访者退回到角落里,如果因为种种原因行为合约没有完成,来访者可能会感到羞耻。事实上,"有时候订立合约的过程就会让来访者觉得他们不好"(Lee, 1997:99)。修复这种紧张感并不容易,来访者来进行咨询(表面上)是为了发生变化,然而过分强调"你必须要改变"的观点,可能会让来访者感到自己必须要经历某种转变才能够变好。完形(格式塔)治疗师将其描述为改变悖论(Beisser, 1970),在接纳自我和我们真实样子的过程中,我们解放了改变的能力。

去污染

通过说教的方式进行去污染的过程(Berne, 1966),或是用"教育"的方式进行治疗,容易让来访者产生家长教育的感觉(尽管使用这些方法的治疗师确信自己在"提供成人信息")。说教作为一种治疗手段有时候会有效果,然而并不能激发来访者的自主和自由。它会让来访者感觉弱小和笨拙,或是被同情,尤其是当他们理智上接受了说教,但并没有引起内在改变和行为改变的时候。

游戏分析

游戏的定义是一种无意识的过程。游戏对旁观者而言非常明显,但对于陷入游戏之中的人而言并非如此。指出来访者的游戏很可能会让他们感到羞耻。事实上,"游戏"一词通常被用来形容有意识的操纵行为(通常会被拒绝!)。指出来访者的游戏并不能带来满足感,来访者只能坐在那里感觉自己很"笨",或是"操纵"他人。如果提出关于继发获益的观点,可能会进一步产生羞耻感,需要小心谨慎地逐渐渗透。不要将游戏分析作为"指责风暴"练习——来访者转换角色并对一个情境进行指责。

讨价还价

讨价还价也是一种无意识的过程(Schiff et al., 1975),因此无法服从于直接的、有意识的思考。"你在讨价还价"这种表述方式会被否认，或是得到羞耻的反馈，最终导致强化来访者脚本，例如"我很笨"。来访者讨价还价的领域可以很明显地被看到，不去面对讨价还价也表现出了来访者的防御模式。面对讨价还价需要仔细保护来访者，尽量不要让他们听到诸如"你所想的是错的，你应该像我这样来思考"这类话语。

盲目乐观

平复来访者，企图快速使来访者感觉好一些，"做一些有用的事"，害怕引发来访者更深层次的痛苦等，都会使治疗师防御性地聚焦于积极的内容或简单回应来访者。通常，做到与来访者的痛苦"同在"，或是抱持来访者痛苦的深度和广度，是非常难的事情。忽视来访者的"心理痛苦"会让其感觉没有得到共情。结合认知不一致，会强化来访者的信念脚本，最终导致羞耻。

以上内容仅仅给了专业人士一些例子，说明技能不娴熟以及误用 TA 工具可能会带来伤害，而非疗愈。这与治疗的基本原则即"不伤害"是背道而驰的。

TA 可以最大限度地降低羞耻感。羞耻可能来自于治疗师的刺激，这种刺激十分细微，有时并没有被治疗师察觉。刺激也有可能在来访者内部形成，或许是由于治疗师的某些回应（或做法）触及了来访者的某些回忆。明智的 TA 治疗师会时刻准备检验他们与来访者的交互关系，这并非出于防御目的。他们会接纳自己带来的刺激（以及随之而来的转变）。拒绝承认治疗师对结果带来的影响，有时会给来访者一种心理暗示，即他们是"错的"，人际关系之间的问题仅仅来自来访者一方。这样的过程又会强化负面的脚本信念，让来访者坚信"自我"和"他人"之间的关系模型。

总而言之，治疗师需要小心谨慎地处理与来访者的关系，并且对沟通中的影响负责，使强化脚本引发的羞耻感最小化。

66

避免扭曲的"好"的立场

刚接触 TA 的专业人士通常会很愿意接受"人是好的"这种哲学理念。人们和他人接触时都带着"好"的心态，采纳人性本善的观点，并挑战那些用"不好"的行为或观点对待他人的人。然而，尽管这样可以为我们营造一种愉快的氛围，并开始一段令人接纳的治疗场景，很适合人本主义的治疗模式，然而，它也可能演变成为一种问题立场。

这种立场的问题在于，它可能会造成对我们情绪中不愉快部分的忽视。也就是说，在追求"好"的时候，忽视了"阴影"部分。在"维持好的一面"的过程中，形成了一种扭曲的"好"。如果我们将这种扭曲看作替代的、被许可的感受，掩盖了被禁止的感受（English，1971），则这种"好"就被看作是扭曲的。

TA 的初学者在热衷于"好"的心理过程中，可能经常会拒绝承认或忽视不愉快、不舒服的情绪（Mellor and Schiff，1975），拒绝面对来访者情绪时并非百分之百的积极反应。当然，这种打折扣的过程会成为一个问题，因为关闭这些情绪意味着关闭了来访者和治疗师对深层资源的使用。我们对于扭曲的理解是基于个体埋藏了那些被否认和被禁止的情绪，用一种不真实的情绪掩盖它们。传统的扭曲观点认为，这个过程在某种程度上与来访者的脚本相关，并且这种扭曲也强化了来访者脚本中很重要的一部分。如果真是如此，"好"又为何是扭曲的呢？克拉克森（Clarkson，1992）描述了"反脚本治疗"，"逃向健康"是改变的一种方式，来访者（或是 TA 初学者）表面上采用一种积极的方式来逃离自己的脚本，然而某种程度上这恰恰是脚本的另一个版本，也是另一种内部投射。它可能是在掩盖他们"不好"的感

第六部分　避免常见陷阱

觉，个体通过寻找归属感——归属于 TA 社群，使自己适应一种外部环境，与适应父母的过程类似。我怀疑这尤其会体现在哪些带着"我不好，你好"的心理地位来学习 TA 的个体身上，他们极容易认为别人是好的，并且通过不断重复这个咒语，使自己越发相信他们真的是好的，以此来满足自己魔术般的转变幻想。扭曲的"好"的立场也可以用哈戈登和希尔斯（Hargaden and Sills，2002）的自我概念解释，允许个体识别 A1+ 自我同一性系统，在这个过程中否认和压抑他们对自己或对他人的"不好"情绪。通过保持积极的身份认同，个体可以勉强维持自己成为"好的一员"。

作为 TA 的实践者，我们在教学和实践中更多地坚持真实的心理地位，要注意那些负面的、不愉快的感觉。温尼科特（Winnicott）在他的文章《*Hate in the counter transference*》里为治疗师铺设了道路，以便他们能够体验面对来访者时"不愉快""不友好"的想法和感觉，把这些感觉看作是正常的，甚至是治疗的核心。莫拉德（Maroda）进一步强调了这个立场，促使治疗师将面对来访者时的情绪作为一个有效的工具。莫拉德主张小心谨慎地进行常规的自我暴露，即便有"不愉快"的感觉，也可以向来访者表露治疗师的反移情。

投射性认同也是移情现象中会引起治疗师不愉快感觉和想法的原因。在投射性认同的过程中，来访者或许在治疗师身上投射了一些无法容忍的感受，以便治疗师处理、代谢、解毒，最终转变这些感受，让来访者重新拥有它们。奥格登（Ogden，1982）指出了 4 种基本的投射性认同功能：对不想要的体验进行的一种防御，否认自己的这一面；一种沟通的方式——如果某人的感受被他人体会到，这会带来一种深层的理解；一种与他人联结的方式，保持关系；一种心理改变的方法——感觉被他人改变，我们也学到新的、更有创造力的方式进行改变，去抱持我们无法容忍的感受。投射性认同可能带来巨大的治疗变化，也是来访者沟通感觉和需求的创造性方式。

当来访者有需求时，治疗师必须有能力满足他。也就是说，当来访者需要防御自己时，治疗师必须有能力容忍并自己接纳这些情绪——至少自己也要能够感受到这样的情绪。治疗师必须能够（为来访者）做他们做不到的事情——治疗师必须有能力与坏情绪同在，而不是否认它们。

（*Stark，2000*）

不承认那些被投射的不愉快的情绪，并不意味着它们就不存在，但意味着这些情绪无法在治疗关系中被重新塑造。通过采用扭曲的"好"的状态，拒绝将自己视作不同于永远的病人的其他身份，我们可能会剥夺来访者重新整合情绪的力量。事实上，否认这些感觉潜意识中强化了来访者这些感觉，认为这些感觉很危险，因此需要被否认，并投射出去。那些认为自己不好的来访者，与自认为扭曲的"好"的治疗师进行工作时，可能会体会到深深的孤独感和孤立感，同时潜意识中强化了来访者不好的或者没用的脚本。莫拉德（Moroda，1994）也警示治疗师不要采用扭曲的"好"的立场，通过观察发现，当不好的情绪被否认，他们可能会对治疗师造成一定的压力（最终会影响到来访者），就算希望能够一直维持"好"的立场，最终还是会表现出破坏性的行为。

伯恩强调了"不好"情绪的重要性，以及认识到这些情绪的重要性："那些否认这些力量的人，最终会成为它的受害者。他的整个脚本可能是一种投射，说明他完全摆脱了这个力量，然而他很可能并没有完全摆脱，这是自我否认，因此也是他自己选择命运的权利。"（Berne，1972:270）TA 治疗师应该为自己的不愉快情绪留一些空间，允许自己感受自己所有的情绪——无论多么不愉快。接纳负面情绪并将它们作为有用的信息，这既是一种挑战，也是成为 TA 治疗师重要的成长过程。

67

避免过于温柔

很多来访者前来咨询时表现出很强的内部"安抚过滤"（Woollams and Brown，1978）；不相信正面安抚，或是重新将它们理解为中立的行为。这种安抚过滤的倾向以及对于简单安抚的不接纳，有时非常难办。正面安抚会直接面对来访者的阻抗，特别是当来访者只看到自己负面的事情，并且脚本中具有严重的负面信念时。

TA 初学者很可能会着重对来访者进行安抚，就好像安抚可以奇迹般地改变他们一样。过度使用安抚会让来访者感觉不真实，尤其是某些文化并不适合这种方式（Steiner，1974）。过度安抚也会表现为同情，治疗师很可能会用一种哄孩子的方式与来访者说话。这恰恰不符合寻找力量和增强成人自我状态功能的初衷（Schiff et al.， 1975）。我有很多来访者终止了与前一位治疗师的咨询，因为他们觉得治疗师"太好了"，过于放纵他们。几乎在所有这些案例中，来访者都报告说他们感觉治疗师使用的安抚是错误的，或是不真实的，让他们觉得治疗师是在勉强安慰他们。对于独立或是规避型人格的来访者而言，"努力安抚"反而会使他们陷入自己的脚本当中，与治疗师分离开来，保护自己不受安抚的限制，而不是挑战背后的渴求。这种共同的关系并没有治疗效果。

来访者偶尔会需要治疗师给一个定心丸，无论是直接的还是间接的。很多初学者非常迫切地希望表达自己的理解和接纳，并试图证明自己是"有用的"，因此往往会屈服于这种需求，为来访者提供保障（也就是陷入来访者的游戏邀请中）。不对来访者进行安抚，有时候会促使他们意识到自己的渴求。这样，来访者的需求就会浮出水面，以此来产生改变，而不是埋藏在深处驱动来访者用这种方式与他人互动。

案例

来访者的问题是与她工作团队中一位男性的关系，他通常表现得很轻蔑，好像对她所提供的帮助从来不知道感激。这个话题继续延伸到探讨来访者恐惧男性上司，以及在权威男性周围缺乏自信等内容。咨询的气氛开始变得紧张，来访者说道："我觉得他认为我很笨。其实有时候我自己也这么觉得，我也觉得自己笨。"这时气氛变得非常紧张。治疗师作为一名男性，从来访者的最后一句话中感受到了心理层面的信息："你也觉得我笨——告诉我我并不笨。"在长时间的沉默后，来访者慢慢地、小心地说："我有时觉得，你也觉得我笨。"这个时候非常容易安抚来访者，并反驳这个观点。然而，治疗师用共情的方式回应："你一定花了很多的时间来寻找认可和支持，这一定非常难。"这一下触碰到了来访者的痛点，她不断点头哭泣。治疗师安静地坐着，见证了来访者的失落，最终说道："看来我说的触动到了一些现实。你听到这些之后有什么感觉？"来访者觉察到了这个心理信息，回答到："我本来希望你说你觉得我很聪明。"治疗师回应道："如果我这么说，你会相信我吗？"来访者说："不会。内心深处不相信。"

不进行刻意要求的安抚，治疗师创造了一种氛围，让来访者对认可的渴望浮现到表面。这样的做法，使来访者寻求但又不相信可以获得正面安抚，而直接进入治疗过程当中。

当然，咨询中需要进行安抚。我们或多或少都需要安抚。来访者、督导、学员、同事等都需要安抚，我们也应该提供安抚。然而，有时候，"少就是多"。

68

谨慎讲解 TA 概念

　　TA 治疗师常常会忍不住向来访者讲解 TA 概念。我们知道这些概念和理论非常有用，也可以帮助我们理解任何行为的改变。我们知道并不需要用复杂的语言来理解重要的内在过程，因此我们可以用普通的语言向来访者解释治疗的过程。因此，有些时候 TA 治疗师带着传教般的热情向来访者介绍 TA 概念。这的确非常有帮助，也可以帮助来访者理解自己的体验。我相信，我们学习 TA 的过程中，有一些颠覆性的觉察，并引起行为上的改变。然而，这些概念并不会产生内在感觉的变化，也不会让我们避免自我毁灭的行为。因此，讲解 TA 概念需要有所保留，我们既要有充分的理由介绍这些概念，也要确保这些概念能够对治疗关系产生影响。

　　在成人自我认知层面，"知道"某件事情并不意味着可以直接改变一些特定体验的情感负担，尤其是那些自我不完善的来访者更是如此。解释是伯恩的治疗手段之一（Berne，1966；Hargaden and Sills，2002），它常被用来合理化地向来访者讲解 TA 理念，或是提供复杂的解释的行为，告诉他们为什么他们会有如此的感觉。解释作为一种干预手段，需要谨慎使用，应该简明扼要，我建议不要超过三句话。如果解释过于复杂，来访者很可能无法接受到全部信息，也无法使它发挥作用。最好提供一些简短的信息，并与来访者讨论这些信息是否有用，而不是过多地灌输。任何流派的新手治疗师经常会犯的错误就是提供了过长、过于详细的解释。比如说，想象一顿豪华的晚餐：如果你尝试很快吃掉很多东西，很快就会觉得无法消化，感觉不舒服。因此，最好能够让来访者有足够的时间品尝每一口食物后再吃下一盘。

　　治疗师也需要记得，尽管解释有时很有用，但它并不能取代来访者自己的洞察，以及当咨询师和来访者共同创造意义被来访者的情感所觉察时产生的联结。解释的过程仅仅是认知层面的，通常不会改变某个人的感觉。在帮助来访者准备好面对困难时刻时，或是帮助他们理解某些难过经验时，就算是处在成人自我状态，来访者也会从解释中获得希望，只是深层的感觉并不会直接从解释中获得改变。

　　向来访者讲解 TA 理论，也可能会产生一些破坏性的影响，因为这会让治疗师站在一个"专家"的立场（"我好——我知道答案"），而使来访者处在"我不好"的立场。同时，来访者会觉得尴尬和羞耻，在学习这些理念后，他们会觉得很难做出行为改变，或是很难改变他们内在的体验和情绪状态。

　　在讲解概念的过程中，存在一种重要的移情暗示，可能会改变工作的动力。来访者在听这些理论时会有什么样的体验呢？多疑的来访者会怀疑他们为什么要解释这些，担心会被洗脑。有些来访者，特别是对自己没有信心，不认同自己想法的来访者，可能会觉得受到了批评，或者觉得自己是错的，觉得自己很笨，从而强化了脚本。一些来访者可能会过于看重这些理论（Schiff and Schiff, 1971），全盘接受治疗师的解释。通过表现出治疗师想要看到的样子而刻意形成自己的行为来讨好治疗师，这也使得咨询的动力变为一种共谋的关系。与之相反，另一些来访者可能会反对治疗师，或是认为这些解释很肤浅平庸（有些时候或许真的如此）。从游戏的角度看，来访者会被邀请玩一个"心理 – 交互分析"，或是"哦，你真是个专家！"这样的游戏（Berne, 1964）。而这种讲授的角色会发生教师移情，甚至是父母移情，如果来访者的父母十分教条，喜欢掌控和说教，这将给来访者带来问题。一开始我们可能认为这些移情是良性的，或许来访者会涌来进行移情疗愈或是反脚本疗愈（Clarkson, 1992），然而，这不可避免地会成为一个问题，影响治疗的动力，并会为来访者带来威胁。考虑到这些影响，讲解概念可能会将来访者带到"我好，你好，他们不好"的立场中（见第 39 个关键点）。

治疗师可以藏在理论的"背后"，用这些理论来控制他们的焦虑，尝试与来访者沟通，让他们知道自己理解他究竟发生了什么，该体验些什么可能会对他们有用，包容和保持不知的状态。

尽管解释可能是有用的，它作为一种干预手段，需要谨慎使用，同时要仔细思考它可能产生的作用，并加入到治疗计划当中。

IOO KEY POINTS

交互沟通分析（TA）：100 个关键点与技巧

Transactional Analysis:
100 Key Points & Techniques

Part 7

第七部分

治疗技能精要

69

挑战与支持的平衡

　　治疗师很容易在挑战和支持两者之间倾向于某一边，这通常与他们自己的个性和需求有关。然而，对于大多数来访者而言，这样做有时显得很刻板，并且不一定有效果。挑战与支持可以被看作是统一体，治疗师需要调整这两部分的比例来适应每一位来访者的情况。当来访者处在深度情绪之中，或是处在痛苦的过渡期，或是正在释放压抑情感时，高度支持是非常重要的。然而，如果过度支持，或是协调不合理，则可能会导致咨询关系仅仅成为一种舒适的环境，并没有产生实质的改变，治疗师丧失效能。适度支持可以帮助来访者提升复原力，并引导来访者运用成人自我的责任感。然而，过低的支持可能会被来访者误解，认为他们的需求没有得到足够的支持，感到咨询环境不够安全，无法进一步探索深层的影响，从而导致咨询个案流失。

　　挑战同样需要仔细协调。低度挑战可以创造舒适的环境，同时也有可能无法带来足够的变化。如果挑战程度过高，来访者会感觉受到伤害，从而产生较高的治疗羞耻感。特别是在治疗的初期，如果治疗师过度运用面质（confrontation）或减损（discounting），则有可能导致这样的情况（Schiff et al., 1975）。大多数来访者认为，一定程度的挑战对治疗工作是有帮助的，很多人欢迎治疗师将挑战作为一种改变的催化剂（至少在社会层面），在足够程度的支持下可以达到一种微妙的平衡："治疗师的任务是挑战习惯性的假设和关系模式，然后创造足够的波动来促进新结构的生成。"（Holmes，2001：17）

70

优化治疗过程——评估来访者的开放和防御心态

Ware 流程（Ware sequence）是 TA 培训中经常介绍的理论。它十分简便，并且具有系统化的特点，可以指导治疗师的治疗过程。然而在实践中，它的有用性有一定的限制，并且有时会妨碍治疗过程。作为对 Ware 流程的批判，并吸收了图德和威多森（Tudor and Widdowson，2008）的理念，我提供另外一种治疗技巧，这个技巧是以来访者每时每刻的状态为基础进行的。

将来访者的体验分为思想、感觉和行为，实际上是一种错误的"三分法"（Tudor and Widdowson，2008），没有考虑到来访者体验的复杂性和多面性，在任何一个时刻，思想、感觉和行为都是一个整体。聚焦于来访者体验中的一个部分，也会导致没有完全注意到来访者每个时刻多重现象的展现。

当然，如果根据预先决定的流程来设计干预措施，会极大地限制治疗师的灵活性、创造性及与来访者的共鸣。有人认为，跟随一个特定的流程会限制治疗师使用觉察力、自发性和亲密度的能力（Berne，1964）——这些都是自主性的核心能力，治疗师需要在治疗中使用这些能力。

Ware 流程的三扇"门"包括：开放的门——面对接纳的来访者；困住的门——防御的来访者；目标的门——最可能发生改变的地方。如果治疗师遵循某个特定的流程，则会极大地限制治疗师的能力，无法与来访者当下每一刻的状态合拍。我认为有帮助的是思考面前的来访者此时此刻在哪里是开放和接纳的，在哪里是最有防御的。通过分析来访者的接纳和防御，可以看出，对于某件事情具有某种特定反应是非常具有限制性的。这样的结构会在治疗过程中随时发生改变，甚至在一次会谈中都会改变多次。

有些时候，我们会觉得感受本身一直都是"开放的门"，我们接受的所有刺激最开始都通过杏仁核处理，并在情绪上驱动外周神经系统。我们在涉及认知之前，首先会处理情绪层面的问题。然而，情绪和认知并非在个体内部的简单分化。所有的情绪体验都会被认知处理，所有的认知都是负载着情绪的并受情绪的驱动（Stern，1985；O'Brien and Houston，2007）。在任何时候，个体都会体验到情绪，即便是对情绪具有很强防御力的人也会在某种程度上感受到情绪。治疗师的一个关键任务就是协调这些情绪，无论它埋藏得多么深，并且通过共情交互或阐释来将这些情绪整合到治疗当中。

为了做到共情与协调（Erskine et al.，1999），需要我们脱离提前预设的关于来访者的任何观念。因此，很关键的一点是完全贴合来访者，摆脱任何意义上的预设、限制，以及事先规定好的咨询流程。

71

加深情感

　　大部分参与治疗的来访者寻求的是调节自己情感状态的方法，他们常常有着强烈、势不可挡的情感，或有离群之感，又对自己和他人的情绪感到迷惑。利德（Leader，2008）认为，在文化意义上有一个普遍的模式，个人因此可以避免任何强烈或不安的情绪，这些不愉悦的情绪因此得到"治疗"。他讨论了个人是如何努力活在一个净化的、不被困扰的世界里，而不是学习关键的情感技巧。这种对困扰的躲避是冒险行为：可能失去活力，也可能是失去这些情绪带来的丰富体验。治疗师任务的一部分可被看作是"使……充满生机活力""使……恢复生气"，促进健康的接受及情感的表达。

　　虽然情感加深很可能对来访者产生积极的宣泄效果，但它不同于宣泄或者宣泄方法。借助情感加深的促进作用，情感强度会刺激僵局出现。TA 再决定学派采取增强法（McNeel，1976），以期达到该目的。增强法加深了这项工作的情感力度，促进了再决定的引发。

　　加深治疗会谈中的情感，可用于提高情感素养（Steiner and Perry，1999）。对于那些情感素养相当低的来访者，治疗师可以帮助他们用言语表达自己的内心体验，并解码成情感的语言。这一过程发展了情绪的分化（Steiner and Perry，1999）。在某些方面，这个识别、解码情感体验的过程，与父母参与孩子们的发展过程是平行的（Stern，1985），尤其对那些父母不能有效解码情感体验的来访者很重要。接下来，治疗师在这里所起到的情感（Bion，1970）遏制和情感调节作用，是治疗过程的重要部分。这个过程甚至可能刺激神经路线，特别是眼眶前额叶皮质大脑中有关情感调节的区域。

斯韦德提出了"感情讨论"和"情绪表达"之间的区别：

讨论是关注在时空上远离当前的事件，包括在早期治疗会谈中所进行的讨论。这通常是以逃避的方式进行的。描述是理智处理感情的方式。成人自我告诉治疗师儿童自我所感受到的，但儿童自我自己却不在描述中表露出来。这常是一种逃避式转向消遣（的方式）。表达是有关此时此地感受当下情感的直接表述，可能是异样或私密的。治疗目标是亲密性的表达。

(Swede，1977：23)

加深情感会带来许多潜在的治疗成果。任何治疗，如想促进更大程度的体验、现象学探索及处理，很可能引发洞见并提升成人自我意识。在加深一个问题的情感负荷时，调动了自然本性，来访者会体验有机体的厌恶感，自发地寻求再决定，比如会使用增强法。系统加深会谈中的情感，促使它进行有效、合适的表达，以及对情感的后续分析和处理很可能有助于增加情感的容忍度。这特别牵涉到与情绪相关的开放、接受、正念态度立场，而不是为宣泄而宣泄。明智的做法是：涉及情感时避免"过度抚育"或太早介入企图促进情绪问题的解决，这样做非但不能够促进情感容忍，反而会导致幼儿化，助长依赖。来访者的儿童自我状态很可能需要体验式的学习：他们会体验强烈的情绪并适当地表达出来，他们及其周围其他人能够容忍这种体验。

一些学者建议"趁热打铁"（Luborsky，1984），也就是说，选择来访者交流中情感负荷最重的那方面（特别是那些与治疗关系相匹配的部分）给予加强，目的是在不同的情感状态（自我状态）和来访者现有经验之间建立情感联系。这个方法的优点在于：以情感负荷的方式强调这种联系，能够最小化来访者理智化经历的可能性。然而，这个方法不能全面使用。也有几位学者建议"趁冷打铁"（McWilliams，

1994; Pine, 1985; Yalom, 2001)，也就是说，在来访者平静且处于其他情感状态时，再提出这样的讨论。第二种方法更合适于有较大精神困扰的来访者，比如有人格障碍，或者在强烈的情绪体验中可能把治疗师的干预体验为羞耻或批评的来访者。

禁忌症候

治疗师不能为来访者提供足够容纳和保护时，不应使用加深情感的干预手段。对情感具较差容忍力度的来访者需要逐步完成任何与情感表达有关的工作。快速或强烈的情感加强都会让来访者感到无法抵挡，因而无法提供充分的保护。这尤其适用于那些挣扎于情感调节的来访者，比如有边缘型人格障碍的来访者，他们需要促进情绪调节和控制的治疗方法，需要一个能帮助他们表达的合适方法，而不是提升情感。

有时加深情感或促进感情表达可能导致"脚本反弹"，因为来访者会在打破某种无意识规则后，经历症状的恶化或某种内在攻击。这时，需要考虑到内在的反弹以及无意识对情感加强的重要性，在采取干预措施之前、干预过程中以及干预后，通过情感加强起到保护来访者的作用。

加深情感的干预手段也包括共情回应，询问来访者正在表达的情感，或聚焦那些来访者体验的情感部分。及时的阐释也可能加深情感，特别是隐藏的或被防御的情感。一个典型例子是："我理解你感到悲伤，我想知道有一部分的你是否也感到愤怒。"

72

促进情绪的健康表达

按照传统，TA 分析师对"情感扭曲"不安抚、不承认，或是面质 (Steward，2007)，这就预设了"治疗师最了解"并能确切识别某一种情感是否扭曲。实践中，这种当下的察觉能力并不那么容易，也未必有助于忽视一种感受或面质来访者可能正经历的一种特定情感。来访者来做治疗时，他们正努力寻求一个可以探索的安全空间。来访者表露自己的情感时，起初需要所有的感觉被接纳，需要治疗师理解他们——理解来访者的参照体系，开始明白为何来访者会有那种感觉。一旦这些初期呈现的情感被共情接受，那么来访者会有足够的安全感探索深层的情感。

> 来访者在拥有足够安全感而想进一步深入治疗前，需要在这个"扭曲"层面上感到自己被倾听。起初重要的是回应来访者感受到的意义……最终那种共情纽带有可能使来访者在"未思考"的层面激活未满足的需求及压抑的发展需要。为了让她感到这么做是安全的，她需要发自内心地信任治疗师能理解她最深层的情绪状态 (Clark，1991)。

(Hargaden and Sills，2002：33-4)

根据斯坦纳情感意识量表 (Steiner and Perry，1999) 来促进健康的情绪表达，通过跨越言语障碍，摆脱麻木不仁、身体感受和原始体验，而这正是个体能认知情感状态和识别其根源之处。临床经验表明，很多来访者害怕情绪表达，将其等同于"失控"，这可以反映出来访者某个层面的内在混乱。这种混乱是对他们早年生活经历的反应，他们意识到被压抑的情感如海洋般的感觉，这种情感可能会通过去混乱过程呈现出来。一个常见的例子是人们体会到的恐惧感常与愤怒关联，而愤怒常与侵略性混淆。善感、渐进的再教育工作会请来访者注意两种状态的差异，并且强调情感表达的个人责任。这一工作一般让这类来访者感到轻松。

情感的表达在一定程度上是受文化因素制约的。有的文化强调、鼓励情感控制以及将情感反应最小化，其他文化则强调强烈地、夸张地表达情感。在治疗过程中，我们需要意识到来访者的文化背景、情境对其情感表达水平的影响。

汤姆森（Thomson，1983）强调在合适的时间框架中情感的问题解决功能。虽然可能不太舒服，但这种情感应受到欢迎且应给予空间进行处理，从而达到自然解决的程度。莫伊索（Moiso，1984）从信息角度分析这种情感：恐惧告诉我们目前面临的危险，愤怒说明已造成的损害，悲伤说明失去，快乐显然表明喜悦。每种情绪有一种本能行为及社会要求：恐惧要求人们逃避危险，从他处寻求帮助或安慰；愤怒的行为是攻击或保护，它要求在环境中有所改变；悲伤要求将能量收回到自我身上并从他处获取安慰和同情；快乐使我们与人交往，分享我们的喜悦（Moiso，1984）。基本的交互分析对于提升健康表达和后续的情绪解决非常有帮助，因为人们以不清晰的方式无意交流的情况并不鲜见，这种交流方式也不会得到来自环境的积极回应。但是治疗师可以促进正面、恰当、清晰的交流，以及使用他们对来访者的情感回应（社会诊断），由此帮助来访者以成长的、亲密的方式与他人相处。

73

"家庭作业"的布置——提升情感素养

来访者常常要在两次会谈之间完成家庭作业。我将这种特定的方法应用于许多来访者，他们常常反馈说家庭作业有作用。这些练习有一系列作用，我邀请你来探索、试验并找出适合自己的作用及有创意的作业的变化形式。这种作业以含蓄的方式请来访者解释一系列完整的情绪，我们在任何给定的场合可能体会到的复杂、混合的情感，以及在任何给定情境中我们如何会有一系列情绪与不同的事物联系在一起，但我们可能还不能马上意识到。虽然个体可能处于无意识状态，通过允许自己感受一系列情绪，这些情绪可能被跟踪、理解，总体上提升个体觉察自身情绪的过程。识别（区别）、命名情绪及考虑其原因（因果关系）对于提升情感素养常常是有效的。这是一种句子补充练习，依次系统地聚焦不同情绪。

禁忌症侯

太易受情绪左右的来访者，也许会觉得这种练习具有破坏性，因为他们可能"陷入"情绪中不能自拔。这些来访者如有强大的成人自我状态，既可保证他们完成练习，也可在治疗过程中观察自我的自省能力，那么这种练习可以在后续治疗中再使用，而这种练习本身有助于反省能力的培养。在使用前，可以请来访者在治疗室内进行练习，这样治疗师能评估来访者的承受水平。请来访者做这类练习时，治疗师需要评价来访者调节及自我安抚的能力，尽管很多人认为调节差异化的情绪更容易。自始至终保持注意力集中的能力也很重要，因为练习中半途而废会让人处于高度情绪化的状态。常常值得做的是：预估难以克制情绪的出现，以及探索来访者在做完这个练习后会用哪些方法进行自我安抚。

指令

这是一种聚焦基本情感的句子补充练习，通常需要 15 分钟做完。最好定期做练习，或连续几周时间坚持每日做练习，以促进情绪处理。我使用的清单如下：

● 我对……很生气

● 我害怕……

● 我对……感到内疚或者羞耻

● 我对……感到悲伤

● 我很高兴……

我建议来访者从让自己感到不适的感受开始练习，以高兴的句子结束，用积极的语调鼓励练习的结束。每个句子都写在一张纸的顶部，基本上做这个练习的人们可以用尽可能多的方式完成句子。我一般建议，一旦一张清单有了标题之后，在进入下一个情绪问题时，让他们停顿一两分钟看看是否会出现其他情况。

至于你的来访者如何处理他们的感觉以及你选择如何使用这种练习，可以由你和来访者讨论决定。有时来访者会对练习中出现的内容感到惊奇，发现自己与某物有关的情感，比期望中的情感更丰富、更复杂。有些来访者认为重复做这种练习达数日或数周之后，他们对一种经历的情绪性反应会发生改变。以这种方式解释和表达情感，能够促使被压抑和漠视的情感得到解决。系统聚焦于加深情绪觉察以提高去混乱过程，其途径是促进对迄今为止受压抑情感的认可和表达，你和来访者可以用这种方法做试验，或者设计选择其他类似的练习。在与来访者建构练习时，小心来访者的诊断治疗合约及来访者的个体治疗计划。感觉"卡住"或者不知所措时，不要使用一个技巧——只把技巧的使用当作综合治疗计划的一部分，心中要有一个有关具体改变的清晰成果。记住"治疗三角形"(Guichard，1987；Steward，1996)："这个干预手段是如何与我的诊断、合约及治疗的必然方向相联系的？"

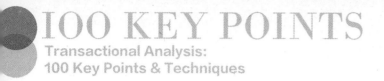
74

鼓励记日志以促进自省

   TA 治疗过程中，一些书面方法有助于增强治疗的有效性。定期反思可以发展来访者的反思能力，提升心理化水平，促进来访者对自己的内在过程有更多的觉察，包括更易觉察到自我状态之间的内在对话。另外，反思式写作可以提升情感表达和情感分析(Yalom，2001)。书面技巧可用于治疗的任何阶段，可以澄清、加深、加速各种过程，比如合约订立(通过聚焦来访者目标、愿望)、去污染(来访者可能认识到迄今为止含蓄的污染，在没有治疗师干预的情况下挑战它们)、情感素养(情感意识、情感表达和分析)、去混乱(认可压抑的情感)、加强"再决定"，自始至终帮助处理治疗中的感觉。

反思日志

   治疗中使用写作最简单的方法是请来访者记日志。在与来访者的第一次会谈中，我常建议他们准备一本日记本写日志。日志有很多功用，来访者可将其用于：

● 记录他们的情感；

● 监控具体症状；

● 深度探索某种情感；

● 每日记下具体事件、情形、涉及的人物和情感及其引发的反思；

● 治疗会谈后记录反思；

● 做笔记，提醒自己哪些材料是想带到治疗会谈中来的；

● 监督变化。

反思学习日志是大多心理治疗和治疗培训计划的一个关键内容——这样做理由充分。定期记录结构严谨的日志可提高反思能力，从而提升你作为治疗师的发展 [若想获取更多信息，请参见《Reflective Journals as a Tool for Psychotherapists》(Widdowson and Ayres，2006)]。

75

去污染和去混乱的差异

去污染和去混乱是交互沟通分析师时常讨论的治疗过程，这两者同时也与"再决定"构成 TA 治疗的"脊梁"或中心任务。去污染和去混乱是两个各自独立又常常相互联系、相互重叠的过程。TA 治疗的初学者们有时挣扎于对这两个概念的差异及其涉及过程的理解。从结构上看，去污染是涉及成人自我状态的过程，去混乱是涉及儿童自我状态的过程。

伯恩独自发展了成人自我状态的观点，但与认知治疗的发现是并列的(Schlegel，1998)。成人自我状态的污染涉及个体错误接受成人自我状态的某些儿童自我或父母自我内容 (Steward and Joines，1987)。 典型的例子是不接受挑战的信念，这种信念没有理性基础，在理性审查和对话之下即分崩离析，因为污染的形成发生于整个个体的情景中，所以很可能会出现双重污染，也就是父母自我和儿童自我对成人自我的污染。比如，一个父母会反复告知孩子他们很愚笨，孩子也毫无疑义地接受这个说法，而且相信事实如此（也许还会把他们差劲的拼写，当作是愚笨的证据）。这种信念常处于暗示、前意识的层面，TA 治疗师努力发现这些隐晦的信念，密切观察来访者，并挑战他们此时此地的效度。

被交互沟通分析师描述成去污染的很多情况与认知治疗方法有着许多相似之处。在很多方面，去污染被看作是认知治疗的过程，的确，许多认知行为方法可成功地用于去污染。然而重要的是认识到成人自我状态不只是一个理性数据处理器：成人自我状态是适用于当下情境的自我状态。因此，要求完全觉察此时此地的技巧，诸如许多正念疗法(Kabat-Zinn，2001 & 2004)或完形治疗等方法可成功用于去污染。

另外，去混乱也被伯恩清晰地描述成一个心理分析过程(Berne，1961)。因此，去混乱的过程很可能与常用于心理动力治疗的过程相似，去污染过程包括移情分析等方法(Hargaden and Sills，2002；Moiso，1985)。

> 去混乱是治疗师用以促使来访者与其内在儿童自我连接并把经验、情感和感知……带进治疗关系……治疗计划取决于治疗师在理解她的反移情回应中体现出来的关注、思考和技术能力……去混乱方法论包括结合治疗师对共情沟通的使用和对移情的分析(Hargaden and Sills，2002)。去混乱的目标是把无意识过程中有关自我的古老的、休眠的和冲突的部分转换成更有意识的、充满活力的、成熟的动力。
>
> *(Hargaden and Sills，2003：188)*

有关去污染和去混乱差异的另一种思考方式与脚本决定的发展过程有关。我们如何把 TA 中形成的脚本信念概念化，可大致总结如下：孩子若有一次经历，而且他体验了与其经历有关的感情，为了理解这些经历和情感，他会编织与之有关的幻想，这些幻想成为了"事实"。

经历→情感→幻想→事实

如果我们正使用伯恩的原则，即去污染先于去混乱，那么相关脚本的决定过程(治疗方向)可被看作是与此相平行的，但方向正好相反。

经历→情感→幻想→事实

去混乱←去混乱←去污染←去污染

这个图式显示了去混乱和去污染之间的联系以及一个脚本决定发展过程的不同方面，但是以线性方式出现，这未必代表去污染和去混乱的过程。一些 TA 学者认为，过程是渐进的，"去污染"是"去混乱"的前一阶段(Woollams and Brown，

1978；Clarkson，1992)。然而，最近有些学者提出"去混乱"初始于治疗师和来访者会面的那一刻(Hargaden and Sills，2002)。从很多方面看，这与我的经历相吻合，因为治疗关系的形成需要在一定程度上包含来访者的情感状态，重点在于共情交流(Clark，1991)。 使用共情沟通不可避免地会涉及一定程度的去混乱，所以把二者作为线性的、遵循一套序列的过程进行区分，在某些方面这种做法不是实践中治疗过程的代表。TA 治疗师的工作有可能在经历、情感、幻想和认知理解等多个方面不断流动。

重要的是治疗师清楚地认识到在任何特定时间点，起主导作用的是哪种自我状态，而且对于其目的是促进去污染还是促进去混乱，以及他们干预选择背后的依据都有一个清楚的认识。

76

来访者如何确定治疗中的脚本信念

来访者是带着他们已建立的脚本（及其协议）进入治疗的。这些脚本是关于关系中自己和他人的行为，以及自我和他人相关的意义和脚本信念。脚本这些方面的运行大多出于来访者无意识过程部分。但是来访者会根据脚本理论，不经意地找寻提供其脚本信念的"确认"信息。治疗关系中权力的不平衡使得这类问题的解释看起来毫不费力。因为来访者处于比治疗师更易受伤的位置，所以显然移情与早期儿童自我极其相似，这时治疗师代表（从权力角度）来访者的父母。来访者以此作为"证据"确认其脚本模式的出现。这是治疗不可避免的一部分，是治疗师需要警觉的内容，小心来访者会巧妙地加强他们过时的、毫无用处的模式。

寻求脚本确认过程可理解为使用心理游戏理论。心理游戏规则是任何治疗的常规部分，以一种无意识的过程影响治疗师和来访者的互动方式。因为心理游戏的运作出于对无意识过程的觉察，所以不可能也不需要完全避免它们（Guistolise，1996）。治疗师可能卓有成效地在治疗中使用规则以支持来访者发现其核心脚本信念，以及该过程中的关系脚本。治疗中来访者发出的心理游戏邀约非常微妙，容易不经意中加强来访者的脚本。建议治疗师在督导中反思、讨论来访者，如何真正地在治疗中确认其脚本。以下是一位来访者在治疗中确认其脚本的可能方式。这个清单还不够详尽，但目的是给治疗师提供一些有关脚本确认的普通方式的建议。

确认方式之一

来访者会在多种脚本的驱使下行动,看治疗师是否安抚他们或与他们串通一气。

例:玛丽,一位聪明、迷人、二十五岁上下的女子,来到这儿的目的是自信地处理关系问题,她的治疗师在会谈结束时感到很不舒服。在督导的讨论中,她发现她给了玛丽许多建议,反复主动地提供不同的行动方法,作为对玛丽"头脑风暴观点"的回应。治疗师意识到她已与玛丽重新活化了一个熟悉的模式——玛丽不会相信她自己的判断,会打电话给她几个朋友、家人听取他们的忠告,然后决定要采取哪种行动,这样才能匹配她的脚本信念:她下不了决心,其他人的愿望比她自己的更重要。

确认方式之二

来访者尝试禁止行为,看治疗师是否反对。

例:通常顺从的来访者可能变得叛逆或者反对治疗师,以此发现治疗师对他是否挑剔,或治疗师是否表现出恼火或者产生退缩的情绪。

确认方式之三

来访者会将各种不同的禁止行为或者情感投射到治疗师身上(治疗师可能通过投射识别演绎它们),然后来访者会扮演父母角色,看治疗师如何处理情境(协调性移情)。

例:治疗师在会谈中不断意识到不当的情感,来访者对他的干预越来越挑剔。经历一段时间的挣扎后,他认识到来访者有过类似的与超级挑剔的父亲相处的经历,于是说:"看来今天我不能对你做什么有帮助的事了,我一直想把它做好,但是没能成功。我忽然想到这是你小时候跟父亲在一起的感觉。你能理解吗?" 如果治疗师对取悦来访者感到绝望,并进入到受害者的角色,这种干预就已超出了规则范畴,但可以"确认"来访者脚本(Karpman,1968)。

确认方式之四

来访者会陈述其信念的精确性，来看治疗师是否会以任何方式确认他们。

例：来访者误解了治疗师在一份声明中的用意。治疗师回过头，为交流中未能做到清晰明确而道歉，而且澄清了它们的意义，来访者回应："我又开始了，我就是处理不好关系。我常把它弄错，把事情搞砸。"这时来自治疗师的强化交流可以是："你的确误解我了。"不太确定的回应可以是："你误解我的意图了，但是我开始也没有讲清楚，我可以看到你是如何得出你的观点的。"

确认方式之五

来访者可能以多种方式挑衅某一特定回应，从而确定他们的脚本信念。

例：来访者若相信自己会被拒绝，就会反复地挑衅治疗师，直到治疗师把来访者移交自己的同事或精神医生，或者来访者若相信自己被遗弃，他们还有可能会"消失"——缺席一次会谈，自己不联系治疗师，希望治疗师也不会尝试联系自己。

77

将联盟破裂和修复用于去混乱

关系修复过程始于关系破裂的识别。破裂可用破裂标记来识别——治疗师注意到的来访者具有的并阐释为破裂的一些行为（参见第 24 个关键点）。破裂出现时，来访者激活他们有关的"自我回应"——预期自己的希望无法得到满足的独特回应方式，以及"他人的回应"——来访者期待从投射的、移情的父母自我那里得到回应，并作为他们协议的一部分。萨夫兰和穆兰（Safran and Muran，2003) 识别了两种关系破裂标记的基本类型：退缩和面质。对于来访者来说，最终的目标是表达背后压抑的情感——通常是儿童时期被压抑和禁止的情感，这样破裂与修复构成了去混乱强有力的方法，其中涉及压抑情感的表达和与压抑有关的关系伤口的逐步愈合。不幸的是，来访者回应破裂的方式事实上能微妙地导致期待的"他人的回应"——尤其是面质可引发治疗师的防御或拒绝回应，因此确定来访者有必要用敌意保护其脆弱性（参见第 76 个关键点）。当退缩标记呈现时，治疗师需要关注任何背后压抑的愤怒、敌意并微妙敏感地表述该情感。用面质标记的目的是表达任何压抑、潜藏在表面敌意之下的脆弱感和伤感。萨夫兰和穆兰 (Safran and Muran, 2003) 提供两种不同的过程，每一种对应一类关系破裂。我这里采用了他们的模式，并把两种模式合二为一。请注意，这不是一个易识别阶段的线性过程，而是一个相互重叠、常常循环的过程，因此各个不同的部分可能被同时作用，或在修复破裂的过程中被反复作用。虽然这个模式使用两类破裂标记，每类都带有特定的背后潜藏的情感。重要的是，要记住在现实中有两种以上的破裂标记，而且任何破裂标记都可能有潜藏的情感。然而，这里呈现的标记类型是常见的标记，是常见的压抑情感。

去混乱是一个缓慢、渐进的过程。建议治疗师利用他们的反移情回应来告知他们什么可能正在发生。使用元交流沟通（Widdowson，2008）（参见第78个关键点），来觉察治疗关系当下的互动，加深了这种过程。在该过程中，来访者会接触深切的情感痛苦，所以会与治疗师自始至终保持一种共情态度，同时对那些显性社会层次背后来访者（潜在）发生的事情时刻保持觉察，以此来告知他们的反应。治疗师也需要解释他们在行动中的作用，且不从责备来访者的立场做出回应。元交流可以帮助我们处于当下，保持接触，同时探索任何行动的意义。

进而治疗师请来访者讲述更多有关他们对治疗师的体验。尤其是在关系破裂时，特别重要的是治疗师愿意听取来访者的反馈——无论对治疗师来说多么艰难。治疗师需要认真、共情地肯定来访者的经历，治疗师也需要认真考虑来访者所说的话中的"些许真理"，并认真试着认可他们在任何行动中的作用。破裂修复未必需要治疗师的表露，也不需要治疗师为问题采取完全负责的立场，但的确需要治疗师承认他们的疏误。有了两类标记，治疗师的任务就是请来访者完全表达他们背后压抑的情感。萨夫兰和穆兰（Safran and Muran，2003）认为始于退缩标记的来访者可能在这里开始表达愤怒或敌意的情感，但是常常"故意不出重拳"——表现为限制陈述或犹豫不决。

引导使用面质标记的来访者探索其敌意掩盖的潜藏的脆弱感。再者，来访者完全有理由防御正在出现的脆弱感。来访者会使用元交流沟通来强调正发生的过程，这时来访者从潜藏的情感表达中退缩。这里另一种可能是引导来访者进入意识实验，治疗师请来访者陈述他们的情感（可能仍旧部分被压抑）——比如"作为一次实验你会尝试说：'我有点担心我在接下来的几周内如何应对'，以及看看感觉如何？"，然后探索来访者的反应——如果他们参与，治疗师尝试探索来访者的情感；如果来访者拒绝，他们勉强或焦虑的情感会被探究。记住，来访者退缩或面质的模式发展成为对某种痛苦的防御，所以消除模式有可能是一个缓慢的过程。随着来访者表达其情感及潜藏的需要，去混乱逐渐产生。这可能需要花费相当长的时间，也可能需要破裂和修复的反复周期，这样去混乱就完整了（或至少部分已得到解决）。这里来访者很可能陷于愤怒或绝望及害怕遗弃的情绪中，这反映了最初隐藏的痛苦情感。治疗师需要具有自始至终与来访者保持协调一致的能力，尤其治疗师在不愿或不能满足来访者要求的情况下。

78

使用元交流沟通

元交流沟通是基于来访者对此时此地治疗中所发生的一切的主观感受。治疗师依赖于对来访者的直接观察，对其自己内在状态的持续观察，以及对霎那间所发生的主观感受的观察。治疗师引导来访者谈论他们的体验，以及来访者和治疗师如何建立连接的过程。比如，治疗师会注意到，来访者看上去很不安，他们感到有点紧张，他们对他们自己和来访者之间的疏远感有种模糊的感觉，所以治疗师使用这三种体验来构建一个陈述以供给来访者做相互分析。"我注意到你在房间内四处张望，我感到有点紧张。我感到我们之间有种疏远感。你能理解吗？"

元交流是一种干预，它利用此时此地治疗师的反移情，结合对此时此地治疗过程的探索，并将它们用于与来访者的合作活动中，这样就可以探索在来访者治疗中所发生的关系的重要性……元交流沟通通常包含对过程的观察，也就是观察发生在治疗师和来访者之间的一个或多个不断变化的过程。

(Widdowson, 2008：58)

在很多方面，元交流沟通可指导具有自主性特点的干预活动：觉察力、自发性和亲密度。作为干预手段，它们代表一种询问、好奇、合作的精神。以持续方式探索治疗关系时，来访者和治疗师会获得有关来访者的主观自我状态变换、沟通（隐性沟通）、心理游戏及其脚本等重要信息。

　　元交流沟通的构建要求治疗师密切关注可直接观察的事件，诸如来访者观点的变换，同时也要关注无形的变换：他们之间联系中的积极性质的变化、其关系亲密感或疏离感的变化，以及他们对来访者关系的开放或封闭及在任何特定时间退缩的感觉的变化。治疗师运用他们的观察以及对会谈中能量流的直觉，评论他们的经历，并且邀请来访者对他或她的经历以及该经历的重要性、意义进行对话。元交流沟通能命名一个正发生在治疗师和来访者之间的关系动力，诸如过分小心的感觉、竞争优势、归属感、安抚的温馨气氛。这就要求治疗师密切关注他们的情感状态，反复核查他们的"关系晴雨表"。为此，治疗师需要努力持续发展他们的自我意识，尤其是有关他们是如何与他人互动的，还有为相当私人的治疗提供基础，这样他们就可以开始解决他们自己的问题，以及来自来访者的投射。所有这些要求对自己和他人（包括有时难以应对的反馈）极为诚实和坦诚，这能促进治疗师对自己和治疗关系的使用，以此作为探索、改变和成长的工具。

79

心理游戏的治疗

在关系 TA 术语中，可将联盟破裂概念化以表示来访者和治疗师之间心理游戏规则的可能性。从关系角度进行治疗的治疗师，若把移情和反移情作为主要治疗工具的话，会认为心理游戏的上演本质上并不坏，而是一种不可避免的过程，由此来访者的无意识过程或者核心冲突关系主题 (Luborsky，1984) 在沟通中及与治疗师的关系中浮现，这种关系方法认为不是心理游戏的上演有问题，而是心理游戏的出现和上演，为治疗提供了一个绝佳机会，重新修改心理游戏的源头——背后潜藏的脚本或者协议问题。

作为治疗师，我们有两种主要方法来处理治疗室里上演的心理游戏——发现心理游戏并面质 (开场反对)，或对心理游戏采取接受态度，允许我们自己介入来访者的无意识过程。而面质或者打断心理游戏在某些情境中可能有用，在其他 TA 应用的场景中，若提供空间让游戏出现，可能是深层 TA 治疗的一个关键特点。有的 TA 治疗师建议，在治疗前期需面质或者避免心理游戏 (Goulding and Goulding，1979)。 心理动力或者相关关系方法认为处于心理游戏之外不是最优心理态度，而且 "面质或减少病人心理游戏不是治疗性的" (Woods，2000：94)。对此，例外的情况是治疗师参与三级心理游戏，所有派别的治疗师都认为这是反治疗的。的确，治疗立场是意识到心理游戏，并打断其流动，且在心理游戏抵达结局前处理潜藏的冲突。在一些情况下，当一级心理游戏的结果呈现之前，治疗师请来访者一起分析沟通、努力理解修复关系中的任何破裂。斯塔克说 "最优立场是半渗透——治疗师允许自己受影响，但不完全涉入其中" (Stark，2000：109)。她描述治疗师如何需要对来访者的投射表示接纳，从而使来访者：

> 将自己全部投入到治疗室的体验，且发现她和治疗师能够承受。治疗师必须允许她自己对来访者加之于她身上的角色作出回应，这样来访者才能有机会掌控她内在的恶魔。

(Stark，2000：109)

另一位关系心理分析师莫拉德也描述了治疗立场及治疗师半渗透的重要性：

> 我了解到，我的角色不是拒绝以这种方式受刺激，而是帮助来访者理解他正做什么，以及为达到该目的，允许我通过回应参与到他的历史戏剧中。治疗师的目的未必是感到与他人不同，而是治疗师可以比来访者的重要他人更具建设性地处理其情感。最终，这会让来访者意识到她自己的情感和行为且为之负起责任。

(Maroda，1994 & 2004：129)

为了对心理游戏过程进行有效的关系分析，治疗师需要就其自己对心理游戏上演的作用采取一种非防御立场。用基本 TA 术语来说，心理游戏若没有两个游戏参与者，就不可能存在(Berne，1964)。因此，考虑到一个人(比如来访者)正在与另一个人单独(如治疗师)"玩心理游戏"，如果其中一方没有参与其中，在理论上则不构成心理游戏。治疗关系中有差别的力量在很多方面(至少在情感层面)类似于来访者早期与其父母的关系(情感上比他们的孩子更为强大)。严格来说，来访者可能对心理游戏的上演负有责任，因而加强了脚本信念，比如有关成为"坏人"的信念。有效的治疗和这种联盟破裂的修复要求治疗师对他们自己特定的关系脆弱感有一个自我意识(并参与治疗来解决这些问题)。

　　治疗师也有一个无意识，它并不会免疫前摄问题的游戏邀约，来访者会对其治疗师的游戏邀约做出回应，在某些方面因为关系中权利不平衡的特点，他们对这类邀约的回应尤其显得脆弱，亦受其影响。作为治疗师，我们尤其需要警惕自己的问题是如何在治疗范围内上演的，也需要致力于持续的个人发展和彻底的个人治疗 (请参见第 27、44、96 个关键点)。根据伯恩的推荐，治疗师更明智的做法是反省这个问题："我处在什么游戏中？"，而不是"我在游戏中吗？"(Berne, 1966)。

　　心理游戏是人类交流不可避免的一部分，包括心理治疗。心理治疗师不是完全避免它们，而是试图理解这个心理游戏作为来访者独特的无意识状态，对当下的这个来访者意味着什么？同理，治疗师可以更有效地了解到这个心理游戏作为他们自己无意识的体现，对于他们意味着什么？最后治疗师的作用是反省他们及其来访者的参与在这时意味着什么，以及心理游戏是如何被联合创建的 (Summers and Tudor, 2000)。

80

禁止令的治疗

禁止令总结了存在于个人内在的禁止信息中的主题。禁止令被认为是来访者脚本的前语言、隐藏的部分：儿童在回应基本看护人的反应、行为过程中，逐步形成他们的禁止令。在这种背景中，在起源上禁止令可以被看作是关系性的，因为他们提供了一组规则，个人需要按这种规则来保护关系，因而保持一种"可以"（基于脚本）的感觉。霍姆斯（Holmes）从依恋理论的角度描述了这一过程：

> 从依恋角度看，防御的关键是它们是处理次优环境的人际策略。其目的与其说是保护面临冲突的内在驱动的个体的正直性，还不如说是在他们在面临威胁、企图毁灭他们的关系力量时维持依恋关系。

> (Holmes, 2001: 25)

由此，我们看到禁止令起了一定的作用，因为孩子发展他们的禁止令以理解他们的世界，并发展生存规则，这会保证其依恋关系得到保护。它们起到"内部安全规则"的作用，这是个体能遵从的规则，这样可以把重要看护人留在身旁。不幸的是，正如我们所知，这些禁止令在今后的生活中起到了限制作用，代表了我们试图在 TA 治疗中解决的个体脚本的精髓。

古尔丁十二条禁止令列表提供了一个有用的概述，但对每位来访者来说需要仔细考虑，因为使用十二条禁止令的定义列表会错过：

个体童年时期微妙且多样化的经历和意义。鼓励来访者用自己的语言来表达脚本结论，表达自己"意义建构"的做法，在理论上是精确的，这在治疗上是有用处的。重要的是，不要把脚本分析限制在否定、受限的决定上。

(Cornell，1988：279)

尽管如此，禁止令列表也可能是一个有用的工具。治疗师借此来理解来访者的内在过程和体验，并体验一系列常见主题的使用。

禁止令是个人脚本中顽固的部分，需要反复进行含蓄、相关的处理才能有效解决。古尔丁夫妇发展了详尽的再决定治疗方法，可直接处理禁止令，然而所有 TA 有关再决定方法的来源都强调持续加强再决定的需要。重要的是，在寻求禁止令的再决定过程中，治疗师要小心禁止令的保护依附目的，以及处在儿童自我状态的来访者不遵从禁止令时感受到的绝望、恐惧。禁止令的解决是一个渐进的关系过程，是一个治疗师需要随着时间推移不断关注的过程。心理治疗过程本身常常直接挑战来访者的禁止令。有了规划，治疗师除了使用直接方法之外，还可以委婉的方式尝试反复挑战来访者的禁止令。

81

禁止令治疗的干预和方法

不要存在

在很多方面，治疗本质上能够对抗这种禁止令。在共情关系中，提醒来访者它们是确实存在的。认可他们的痛苦以及他们与生命的抗争。

不要做自己

鼓励自我定义和个性表达。通过 "连贯的叙述"（Holmes，2001），来访者自我感觉得到发展和认可。

不要亲近

谨慎注意与来访者 "感受到亲密" 的程度。敏感、温柔地询问他们的体验，注意来访者在会谈中是如何"避免"或害怕亲密感的。避免反复或长期的理论探讨或"教授 TA"理论或有关第三方的拓展讨论。

不要有归属感

把另我移情关系（Kohut，1984；Hargaden and Sills，2002）理解为"归属"需要的指示。请来访者反省他们在治疗中是如何感觉被接受的，他们从哪些信号中得知自己与你在一起的感觉不错。探索来访者更宽广的社会关系。

不要重要

这类禁止令往往很难处理，需要反复关注，因为"不要自私"的归属感和愿望在文化层面上得到了加强。在他们的会谈中，温和地面质来访者的"谈及他人"，询问他们接受你所有的注意力时感觉如何。

不要成功

积极且实际地对待目标。对来访者的目标和爱好感兴趣，认可并与督导谈谈（也许是个人治疗）对来访者可能产生的嫉妒心理。

不要长大

"不要长大"的另一种表达是"不要分离"。治疗师通过不断强调来访者的自主性、改变个体以及个体化的能力来挑战这个禁止令。治疗师也要处理来访者对自主行为及承担责任的恐惧感。

不要像小孩

这条信息的另一种表达是"不要依赖"。在我的临床经验中，"不要长大"和"不要像小孩"常常一同出现，使得个体处于两难境地。要确认来访者的儿童经历、他们理解世界的方式以及存活策略，但不要用"棉花糖"或过于热情的方式，例如安抚、嬉戏、乐趣。把"拥有另一个开始"的关系正常化。另外，在这个禁止令的治疗中，有必要形成持续、理想化移情，然后处理来访者的依赖需求。重要的是，治疗师也开始在治疗中检查自己的依赖需求。

不要健康 / 不要精神健全

安抚有效地解决问题，强调健康。通常，对健康或者理智的恐惧，是害怕二者带来的责任，或者害怕因身体健康而得不到照顾，因此请来访者认同以下策略：引导来访者识别自己想要被照顾，然后着手处理，并找到适合自己年龄的被照顾方式。

不要有感觉

反复关注感情、移情沟通以及提升情感的健康表达，是温柔地面质这个禁止令的有效方法。

不要思考

请来访者表达自己的想法和反思，有时也许需要来访者不赞同治疗师，从而形成自己的独立思考能力；在这种情况下，安抚为自己着想的来访者，对清晰思考、规划的来访者进行安抚。

不要（做任何事）

安抚正面行为，安抚拖延的终结。庆祝自主性。

82

重新回顾"逃生舱口关闭"

在 TA 文献中直接处理悲剧脚本结果有两种相互关联但彼此不同的步骤：逃生舱口关闭和无伤害合约。逃生舱口关闭（甚至受限于时间的关闭）与无伤害合约有着非常重要的差别。按其定义，前者是一个决定性过程，是"被来访者为她 / 他自己所用，治疗师做目击证人，本质上没有变化（无条件是决定的一部分）；无伤害合约与其他合约一样，是经由来访者与治疗师同意，是可变化的"(I.Stewart，2008，personal communication)。逃生舱口关闭是一个过程，个体借此请治疗师做目击证人，和治疗师一起对他 / 她自己做出承诺：无论事情多么糟糕，他们不会杀害或伤害自我，也不会杀害或伤害他人或发疯（参见 Stewart 2007，可获得对这一过程的详细描述）。斯图尔特认为，逃生舱口关闭对所有来访者来说，可能是治疗性的，虽然这种过程必须在治疗中"合适的"时候实施，如果没有足够的准备是不能"为了实施而实施的"(Stewart，2007)。

依恋理论提供了一些思考逃生舱口的有趣视角。一个依恋视角可能暗示着个体把他们自己的逃生舱口作为一个内在安全的基础 (Holmes，2001)。显而易见，从这个角度看，个体不会关闭其逃生舱口，直到他们内化了一个新的安全基础，这个基础通常指的是治疗和治疗师。这强调了逃生舱口关闭前需要建立良好的工作联盟。一个安全基础的部分功能是提供内部自我安慰及容忍强烈情感的方式。所以除了确保拥有充分的工作联盟后才开启"逃生舱口关闭"步骤，治疗师还要确保来访者已经开始形成新型、正面的自我安慰方法，并发展了包容强烈情感的能力。学会容忍情感的基本手段普遍被理解为对移情关系的体验。在治疗中过早地开启逃生舱口会引发来访者的警觉和混乱。一些来访者将治疗师的问题阐释为治疗师微妙的暗示方式，暗示他们来访者风险在即。严厉或者过早地聚焦逃生舱口关闭会导致来访者适应治疗师，导致"走过场"般、并非发自内心的关闭，对未曾准备好讨论或解决这些问题的来访者可能会造成伤害。虽然来访者不会按伤害形成的意识行事，但已关闭逃生舱口的来访者需要意识到他们仍然经历同样的感情。逃生舱口过早或者不敏感的关闭会排除自杀或伤害概念等有意义的讨论，并给来访者留下这种印象：这些感情是不可接受的，因而导致羞耻体验 (Mothersole，1996；Ayres，2006)。

许多交互沟通分析师反对将逃生舱口关闭步骤用于来访者，原因如下：提早关闭逃生舱口或回应治疗师（无法忍受的）焦虑时关闭逃生舱口，会造成过度适应 (Schiff and Schiff，1971)，或阻止讨论来访者有害概念的形成。这会导致来访者推理出他们的自杀（或有害，或疯狂）想法是不可接受的，因此会在治疗中被压抑或不被讨论。许多以心理分析为导向的交互沟通分析师，也感到逃生舱口关闭会阻止治疗中无意识过程的开始和出现。有趣的是，许多心理分析师现在正在使用非常相似于无伤害合约的步骤(McLean and Nathan,2006)。在心理分析的背景中，无伤害合约作为限制性设定方法，常用于有人格障碍的来访者，该方法可起到事实面质的作用，促进来访者对其世界、行为、控制感的形成。麦克莱恩（McLean）和内森（Nathan）也提出异议：限制设定的过程和由此引发的治疗师和来访者之间的相互冲突可能被有效使用。他们也假设来访者不给自己的破坏性行为设限，以此体验治疗师抛弃、不认真对待他们的痛苦。麦克莱恩和内森的使用过程，对于有重大病理的来访者，类似于一个父母养育的过程。这些都是值得交互沟通分析师思考的有趣视角。

德赖谈到无伤害合同时说，"我认为步骤设计的目的是使用，但不是治疗的一个常规部分（无论及时使用多有价值），而是作为紧急情形中快速可靠的评价"(Drye，2006:6)。重要的是，治疗师要警觉、认真考虑来访者对治疗师过度适应的可能性 (Schiff and Schiff，1971)，以及"走过场"的可能性。鉴于过度适应的微妙性，乍一看，它可能被忽视，因此，治疗师应记住以下可能性：过度适应在持续无伤害合约或逃生窗口关闭步骤中可能会发生（其他步骤也是如此）。

毫无疑问，逃生舱口关闭的确是一个强大得令人不可置信的方法，然而这种方法要保持适度，因为认识到逃生舱口关闭不是"一切，且终止一切"。所以，它当然不是自杀意识的治疗方法，而只是像大多数治疗技术一样在某些时候适合某些来访者。如果小心敏感地在合适的时间对来访者逃生舱口进行探索，会揭示迄今为止潜藏在来访者困难背后未被发现的大量问题。

> 无论是出于哲学、文化或社会的压力，患病、困惑、绝望的个体都会体验精神病、自杀式、可能杀人的行为，作为应对不可抗拒、不可解决或不可忍受之体验的方法。但也有例外，尤其是人们选择杀人或被杀，比如身患绝症，或极度衰老，或孩子处于危险的情境，或他们需要自我防卫，或为了宗教、爱国主义，或为自己或他人反抗压迫，可能选择牺牲其生命。
>
> （Clarkson，2003：48）

继敏感探索逃生舱口之后，可能出现在治疗中的问题有：为我们自己的生命负责的含义等现存问题，处于真正自由的状态，以及拯救幻想、面对生活的无意义(Yalom，1980)。

许多交互沟通分析师声明自己不使用逃生舱口关闭步骤，但实际上可能使用其他过程来确定逃生舱口关闭，而不是斯图尔特推荐的正式步骤(Stewart，2007)。可以用一系列的方法处理逃生舱口关闭，不仅仅是标准的程序。比如，邀请来访者想象父母或与之相处并引领其建立"不要存在"禁止令的人们（或使用再决定风格的双椅活动），在口头上向投射的父母做一个声明，确定不要杀害或伤害自我或他人或发疯。虽然从技术上看这不是逃生舱口关闭（因为在这种活动中来访者很可能处在儿童自我状态），这类性质的工作是一种再决定治疗，很可能导致来访者做出活下去的再决定。在这样一项工作之后，治疗师的明智做法是请来访者回到成人自我状态，经历逃生舱口关闭（即使已经做了一次），以确认这是成人自我状态的决定。

斯图尔特(Stewart, 2007)曾声明：一个人一般不应着手做脚本改变工作，直到逃生舱口关闭完成。我不赞同这种看法。以我的经验来看，把开放逃生舱口作为认真选择的来访者，他们不可能在没有做相当的脚本改变工作的时候，就适当关闭他们的逃生舱口，而能够轻而易举关闭逃生舱口的来访者也不会真正地在第一时间打开它。斯图尔特(Stewart, 2007)又说，来访者若未能适时关闭逃生舱口，治疗师需要特别注意来访者的持续安全和保护。我赞同这一观点，但是觉得即使逃生舱口适时关闭，治疗师的明智做法是不自鸣得意或者忘却持续保护来访者。

83

来访者保护

治疗师需要考虑一系列问题，以确保他们能为来访者提供足够的保护，同时也是出于管理他们自己的需要。作为一名治疗师，专业学习是保护来访者的一个重要方面。持续恰当的督导是确保治疗师获得足够支持和保护的重要工作；从保证质量和治疗师个案负荷的伦理意义上讲，这对于来访者也是支持和保护。阅读、参与工作室工作和其他持续性职业发展也构成了治疗师的专业资源，且确保治疗师技能和知识的持续发展。

TA 治疗师通过个人治疗中自身的参与，力求解决可能会阻碍其工作的个人脚本。对于发展其经历、包容及有效处理强烈不悦情感的治疗师来说，治疗师个人的治疗也起到了一定作用。若一名治疗师未曾接触或不能处理自己的愤怒或深切的哀伤，或不能成为他人强烈情感的接受者，那么他们不可能为有类似强烈情感经历的来访者提供足够支持或者包容。

获取来访者过往史，尤其是之前的自杀企图或自我伤害或暴力行为也是很重要的。伤害自己或他人及冲动行为等过往史强有力地说明，来访者可能不能控制心理治疗中所爆发的强烈情感。在一位来访者呈现这样的过往史的情况下，重要的是治疗师要寻求督导建议，是建议你继续工作还是请来访者另请高明。所有治疗师都有责任熟悉基本风险评估方法和策略，用于处理渐进或瞬间爆发的自杀或暴力风险。与此同时，治疗师需要决定每位来访者如何处理极度悲痛及控制冲动。不会处理强烈情感的来访者，很可能在治疗工作安全展开前，需要通过学习主要的自我安慰策略或冲动控制策略以发展社会性控制 (Berne, 1961)。

　　工作的步调和计时在为来访者提供保护方面也是很重要的。在早期会谈中，应避免过快过早地探寻非常深入的问题。在以下情形中尤其如此：具有一定洞察力的来访者；正在与强烈情绪抗争而感到压力巨大，急于想"卸担子"的来访者；那些有着强烈的愿望想讲出自己故事的来访者。按照我的经验，做事太过仓促，常常得回头重做。治疗的困难在于，一旦一个问题被掩盖了，尤其是早期的会谈中，那么以后想回过头去重新做一次则很难。在早期的会谈中，我们要在以下两者之间取得平衡：了解来访者本人和了解他的历史，同时来访者在治疗中安下心来时，要关注内容、过程及促进材料的整合（参见第 18 个关键点）。在一些例子中，对来访者造成威胁、让他们感到散乱或分裂的强烈情感出现时，提供一定程度的控制是很重要的。知道何时放慢脚步，甚至阻止一些行为都是重要的治疗技巧，更是一种需要掌握的"艺术"，而不是容易获得的技能。罗斯柴尔德（Rothschild）在描述创伤幸存者的情境时也表明了类似的观点。她的原则是一个人应该"知道刹车在哪儿及如何使用，才能应用加速器"(Rothschild，2000：29)。

　　诊断也是决定来访者保护的中心部分，每位交互沟通分析师要回答有关来访者最基本的问题："这位来访者获得成人自我状态的可能性有多大？"不同个性风格(John，1994；McWilliams，1994；Benjamin，2003)的人有不同的呈现形式，有些人比其他人更倾向于采用破坏性行动。花费时间检查诊断是很重要的，因为治疗师可以事先制止问题，且可根据来访者的诊断提供类似具体合约之类的保护。斯图尔特(Stewart，1996)也提醒治疗师要小心使用戏剧化或者宣泄技巧，直到一个清晰的合约已达成，治疗师已完成他们的诊断，一些预备工作已完成。熟识精神障碍及其特征和表现也是很重要的，例如具备识别情感波动的能力。比如，强烈的烦乱情绪正消失或演变成暴力(Schiff et al.，1975)。

84

效能和许可

三个"P"：效能（Potency）(Steiner，1968)、保护（Protection）和许可（Permission）(Crossman，1996) 是有效的、符合伦理的 TA 心理治疗实践的核心。因在第 83 个关键点中已讨论来访者保护，这里我会重点讨论效能和许可。

效能

治疗师的效能在于遏制治疗师本身及其来访者的绝望、不确定、怀疑、无意义感、仇恨、愤怒、羞耻和焦虑的能力。效能也包括治疗师情感和心理弹性。在治疗中效能与治疗师提供充足力量的能力有关，使来访者不遵从父母禁止令和脚本 (Berne，1972)。治疗师效能的加强有以下两种方式：治疗师将培训、技能和知识应用于针对来访者的服务中；治疗师对自己为什么正在做当前的事情有个清晰的意识(治疗规划)(Stewart，2007)。持续不断的个人及职业发展工作，以及工作之余能够定期休息、休假并关注个人需要都展示了良好的边界、自我照顾和治疗效能。作为治疗师，其效能也涉及对我们自己个人优势、资源的察觉，以及对自身局限性的接纳。

许可

许可是一个有趣的概念，在我看来是一个需要认真、谨慎思考的概念。从历史上看，许多 TA 治疗师采取父母立场，实际上给了来访者言语许可，这种许可在会谈中常以言语肯定的方式出现。这种方法本身就可能存在各种各样的问题，尤其是面临将成年来访者幼儿化的风险时，而且来访者的内在自我经验若是极为负面、挑剔的话，来访者会在多大程度上接受治疗师的正面言语信息，也是不明了的。在这种情况下，直接给予语言许可可能会加重来访者内在道德败坏感和孤立感。但是，我相信有提供鼓励、支持、安抚的余地，治疗中也可用更正面、丰富的信念取代负面、限制性的脚本信念。然而，这种提供出现的方式，在督导过程中需要认真思考和讨论，并非只是对来访者随口说出正面评述，满足和提供许可的发展、移情含义也需要认真思考。虽然一些曾在养育过程中受到很多限制的人们，会急需得到许可，也可能要求鼓励、邀约以开始更富弹性、膨胀式的方式生活，但是许可的给予更多的是满足了治疗师，而非来访者的需要。

> 当我其中的一个督导评论说，我把每个人看成是饥渴的，因而面质我将压抑的问题投射到我所有来访者身上的倾向，我开始能够区别哪些需要在情感上被"喂饱"，哪些需要被问及为何没能学会自己"做饭"。
>
> (McWilliams, 1994: 230)

要接近需被问及为何没能学会"做饭"的来访者，TA 治疗师可以使用一个更具心理动力的方法。该方法不是直接给出许可，而是以一种与 TA 哲学一致的方式肯定来访者的自治。该方法包括注意来访者何时正隐性寻求许可，或来访者看来是在某些方面需要许可，并试图放大来访者对许可的愿望，从而促进来访者对其需要的表达。一旦这个愿望处于有意识的觉察下，来访者就可将它用直接陈述的方式表达出来，那么治疗师就可以请来访者寻求许可的重要性，以及他们如何阻止自己独立采纳许可。

85

重新回顾僵局理论

　　僵局是一个困境，其中有势均力敌的力量存在。古尔丁夫妇在完成他们与皮尔斯（Fritz Perls）的工作后，首次详述了僵局理论。后者系完形（格式塔）治疗的创始人，把内部冲突理解为"优胜者"和"劣势者"的内部战役(Perls，1969)。古尔丁夫妇认同这种理解，并运用 TA 结构理论，把冲突理解为自我状态之间的冲突(Goulding and Goulding，1979)。肯·梅勒（Ken Mellor，1980) 后来发展了僵局理论，旨在建立一个和谐一致的结合一些儿童发展理论的模式（古尔丁夫妇的模式结合了结构性、功能性自我状态模式）。肯·梅勒对僵局的概念化在目前的 TA 从业者中得到最为广泛的应用 (图 85-1)。

　　刚开始学习 TA 的学生常把僵局混同于来访者被"卡住"的感觉。 虽然僵局经常涉及一种"卡住"的感觉，但"卡住"未必说明僵局存在。诊断僵局时需要注意，有势力均等、方向相反的力量存在于冲突中。僵局图示必须要显示冲突的两个方面，因为僵局常常被混同于 (图式中) 自我状态之间的内在对话。把对话描述成三类僵局会特别麻烦，因为这些是普遍、印象深刻、发展早期的冲突，常在身体层面有所体现，它们有一个不受时间限制的特点，因为来访者常报告说"总有那种感觉"。这些僵局的描述通常诉诸于僵局一般主题的描述，比如，围绕生存的第三类僵局，可能只有"死"和"我想活"，或与抛弃、淹没等主题相关(Gobes，1985；Lee，1997) 等。

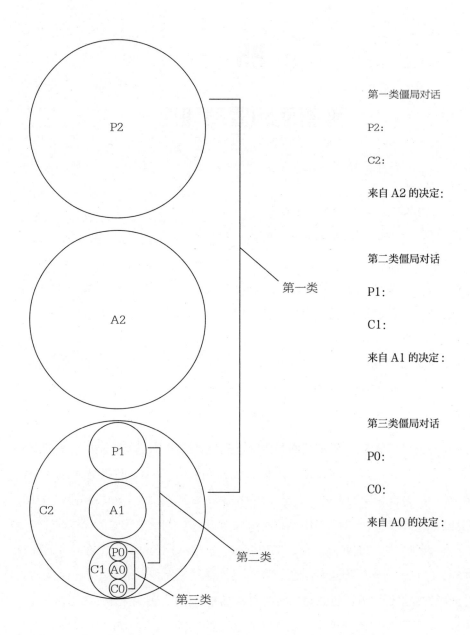

第一类僵局对话

P2:

C2:

来自 A2 的决定:

第二类僵局对话

P1:

C1:

来自 A1 的决定:

第三类僵局对话

P0:

C0:

来自 A0 的决定:

图 85-1　僵局（Mellor，1980）

僵局的出现常常说明来访者正向更健康的方向迈进。治疗的早期常以父母自我引导过程为特征，因为来访者的心灵内部过程奉行的是父母自我状态的"指令"。来访者的儿童自我状态，拒绝这些父母的希望、愿望，且他们的儿童自我状态被激活时，僵局就可能出现，因为相对立的双方产生了冲突。

近期，TA 学者已开始探索僵局理论的关系维度，以及对治疗中表面看来很难对付的"卡住"点进行解释时僵局理论起到的作用。彼崔格里利（Petriglieri，2007）建议把僵局作为休息、反省的必要点，由此经历僵局的个体在创建意义的过程中收集他们的想法，且重新设定它们。科内尔等（Cornell and Landaicher，2006）考虑了僵局的人际因素，探索治疗如何处理最深层、无意识的僵局 [处于第三类僵局的水平（Mellor，1980）]，以及治疗工作是如何把治疗师和来访者推向其关系边缘的。

的确，许多交互沟通分析师现在看待僵局解决过程的角度不同于古尔丁夫妇，后者着重使用双椅方法进行僵局解决 (Goulding and Goulding，1978)。目前 TA 治疗倾向于把第三类僵局的解决看成一个关系过程，且与去混乱相关联。他们还对以下方法表现出极大兴趣：把身体心理治疗方法与早期建立在身体基础上的工作结合起来。

一般来说，一旦识别了僵局，治疗师就会寻求僵局的快速解决。根据个人经验，我认为过早寻求僵局解决会导致空洞、短暂的胜利：僵局会重演、原封不动，或以不同的面貌出现。僵局是复杂的内在过程，有着复杂的动力，大多不能快速处理。建议治疗师在与来访者澄清僵局的过程中花大量时间，这种做法通常会导致自发的僵局解决。与僵局"相处"的过程中，治疗师和来访者都可体会到极度的挫败感，但花时间有效地完成这个过程可避免以后重新回顾材料，也可能为僵局的解决提供所需的整合空间。

86

双椅父母自我状态工作：一些准则

投射性双椅技巧被交互沟通分析师广泛应用，特别用于处理父母自我状态，促进父母自我状态和儿童自我状态之间困难的解决。这些方法是由古尔丁夫妇向皮尔斯学习后引入 TA 的（Goulding and Goulding，1979）。这些方法随后由许多 TA 学者进一步发展，其中包括约翰·麦克尼尔（John McNeel）的父母自我访问法 (McNeel，1976)，最近做出更多贡献的是厄斯金 (Erskine et al.，1999)。

（1）为一项工作建立一个清晰的成人合约。认真解释你所建议的是什么方法，涉及什么内容，给来访者提供切实的机会讨论这些。当然，如他们感到不舒服，可以拒绝讨论。

（2）治疗师需要以显性和隐性的方法传递：他们与来访者内投的父母自我一样有能力，或在心理上更强大。关键是来访者的儿童自我感到被保护，并感到治疗师不会抛弃他们。来访者在解决这些问题时，效能、保护和许可都是这个过程中的重要部分 (Crossman，1966；Steiner，1968)。

（3）注意来访者内心对其父母会有一种忠诚感，无论父母多么恶语相向。引导其不赞同父母自我或与父母自我"打架"，会让来访者极度不稳定，并在内心产生强烈的抗拒 (Clarkson，1988)。

（4）空椅子技术并不总是必要的——对这个方法的微调可能会带来同样的结果，许多来访者会感到相当安全。那些对着空椅子说话时可能觉得自己很愚蠢的来访者，可以请他们闭上双眼，想象父母站在面前。若来访者对视觉场景感到不舒服，可请其想象正在听对话。

（5）如使用这种"想象"法或者视觉法，请来访者选择一个中立的或其他他们觉得安全的地方，作为想象场景。

（6）请来访者移动椅子并不总是必要的，因为确实不是期望他们"变成他们的父母"。请来访者允许父母自我状态回应，让来访者"听到"回应，然后用言语传递回去，这就足够了。

（7）建议切实交换椅子的来访者在持续谈话前，采取特定父母的典型姿态，在这个时候，常常是一种心理位移，因为来访者"像他们父母那样去思考"。

（8）尊重父母自我。介绍自我，问父母自我想你怎样称呼他们，对父母的希望保持敏感，并觉察哪些希望是恰当的。

（9）对父母自我状态使用持续共情询问。重要的是父母自我状态不感到被威胁，却感到被尊重，即有机会疗愈。常常父母自我会自动进入强烈情感或说出他们个人经历的信息，这也许会为父母自我解决过程铺就道路（Dashiell，1978）。

（10）你也许会邀请父母自我状态做出崭新、特别的决定，这可能会包括父母自我第一类或第二类僵局解决（Dashiell，1978；Mellor，1980）。

（11）准备以抚育方法教导"父母自我个性"以及如何进行，例如："好的，你说你爱你儿子，那么告诉他，他正坐在那儿……"。

（12）请来访者确定他们已清除自己的投射，在椅子周围移动或稍稍移动椅子来说明这项工作的结束。

（13）不要对动词时态小题大做——让来访者以自己的方式尝试这种方法。来访者完全有充足的理由防御强烈情感，当然也存在风险：完全现象化的再体验，可能是重新经历创伤，所以可能需要保持一定距离，让来访者保持成人自我状态的足够贯注。

（14）确保你在使用双椅方法后，花大量时间汇报，汇报也应包括一些有关来访者如何体验的讨论，以及该方法对治疗关系产生的影响。作为其中的一部分内容，治疗师需要花时间思考该方法对关系中移情动力学产生的影响。

（谨致谢 Adrienne Lee）

87

双椅父母自我状态工作：反向指示

　　毫无疑问，双椅方法是非常强大的，但使用时需要仔细思考，引入治疗时需小心谨慎，且要注意其内在含义。再者，这些方法并不适用于所有来访者或所有问题，可能需要修改或调整，所以使用另一种方法也会带来类似的结果。

　　（1）不要进行双椅工作，如果它是你能想到的唯一。使用的技术（也就是说，如果你只能想到一个"技术"，那么千万不要使用它）。所有使用的方法，必须是一个理念清晰、连贯的治疗计划的一部分，且是多种可能性之一。

　　（2）不要在治疗中过早使用双椅技巧。需要有一个治疗联盟建立的重要阶段，让来访者觉得治疗师可信赖，还可避免来访者感到羞耻或者过分暴露，特别是在使用来访者可能认为不常见或奇怪的体验时（对"空椅"说话，当然是件不寻常的事）。在起初的几次会谈中，介绍双椅方法是不合适的。

　　（3）直到你编写了来访者的完整诊断后，再使用双椅技巧。

　　（4）在愤怒陈述问题的来访者形成对其愤怒的充分控制之前，不要引入双椅技巧。过早引入该技术不会给正挣扎着遏制情感的来访者提供充分的保护。

　　（5）不要使用双椅技术"达到"父母自我状态，或把你的愤怒发泄在来访者的父母身上。在引入这种方法之前要小心自检治疗师的反移情。

　　（6）不要将双椅技巧使用于可能涉及虐待、暴力、精神病的父母自我状态下的父母贯注（McNeel，1976）。你也许会发展其他方法引导来访者从成人自我或者儿童自我状态，与这样的父母进行对话，但没有能力提供充分保护时，不要让一位不稳定的父母进行贯注。

（7）不要将双椅技巧用于具有分裂机制的来访者，比如有边缘型人格结构的来访者，因为这些方法会有效加强内心分裂。

（8）对于严重过度顺从或者极度顺从的来访者，不要使用双椅技巧。他们很可能会在双椅活动中"走过场"，但实际上内心并没有产生任何重要的改变，在某些层面上还加强了脚本信念。这也适用于"演员"型来访者。

（9）"对于边缘化、自恋或具有依赖型人格结构的来访者，避免使用双椅方法。对于拥有此类结构的来访者，儿童自我状态把整个治疗情境阐释为同治疗师一起完成移情问题的运动场。所以这类来访者，即使表面上应用了双椅或早期场景工作等技巧，事实上，通常不会在内心处理投射的人物，整个过程于是演变成为来访者的戏剧演出"（I.Stewart，2008，个人交流）。

（10）不要将双椅技巧应用于以下来访者：被动且指望他人做出改变的来访者；试图操控治疗师，使其提供方向的来访者；那些抱有幻想，认为治疗师拥有可能解决他们问题的"神奇技术"的来访者。

（11）直到你已认真思考了这项工作可能为来访者带来什么样的内在暗示（和可能影响），以及其对治疗关系带来的影响之后，再使用双椅技巧。

（12）在使用双椅技巧之后，如果你感到激动、有力，体验到沾沾自喜、洋洋得意，那么把你的感觉和使用该方法的动机告诉你的督导。

88

面质

面质是一个含义颇丰的词；它有被斥责、愤怒冲突等这样一种负面的含义，所以许多人包括治疗师们甚至一听到这个词都会退缩。尽管如此，敏感和正合时宜的面质一直是一种强有力的治疗方法。讨论面质的需要得从移情角度小心着手。马斯特逊推荐了下面的方法。

面质必须凭直觉和共情，而且必须"适应"来访者呈送的临床材料，它要求治疗师从中立、客观、情感的角度来面质，因为它在临床上的显现不是出于愤怒或他（或她）自己的个人需要，也就是说，要主动、坚定地指导、控制、告诫来访者。

(Masterson，1981：136)

哈恩（Hahn）根据马斯特逊的方法提出，在治疗边缘型人格障碍的来访者时，需要在以下四个方面注意来访者的改变过程并面质病理扭曲：

（1）限制场景；

（2）现实测试；

（3）澄清非适应性想法、情感或行为的结果；

（4）质疑非适应性想法、情感或行为的动机 (Hahn，2004)。

这个方法与 TA 方法并非不一致，因为 TA 治疗师总是面质第三层脚本／游戏 (Stewart，1996)，有效的面质加强了现实测试和成人自我功能 (Schiff et al.，1975)。加强成人自我功能也包括发展自发性、通过个人行为的动机和结果进行思考的能力。

面质也可能成为来访者关注成人自我的一个强烈邀约。面质面临的困难在于：即便拥有世上最好的愿望，面质也有可能被来访者看作父母的管教。在 (或被认为是) 父母的面质中，干预可能更无效。伯恩 (Berne，1996) 认为面质可以作为一种干预，应用于去污染的目的。伯恩又说"面质令你感到自己比来访者聪明时"，则不应使用 (Berne，1966：236)。

伯恩建议，在治疗中，使用面质之后应该加以确认。确认是治疗手段之一，其目的是"进一步加强自我边界" (Berne，1966：240)。确认基本上加强了最初的面质，而且可阻止来访者倒退。确认也加强了去污染："确认因其逻辑力量，对成人自我状态起到了加强的作用。" (Berne，1966：240)

"在系统理论中，承认引发危机的重要性，其目的是找到必要的不安或破裂或脱离结构，这是新成长和疗愈的来源" (Clarkson，2003：53)。的确，正如伯恩所描述的，在面质中"来访者被惊扰，他的精神处于完全失衡状态" (Berne，1966：235)。在不同程度的面质中，取得适度平衡并非易事。对一些来访者来说，面质会引发极端反应，这可能是把来访者置于内在的真空状态时进行面质的结果 (Bateman and Fonagy，2006)。带着这种碰撞，在治疗中提供机会，让面质开始为来访者处理并整合问题，之后再继续其他的治疗，也许治疗师这么做才是明智的。

89

以录音提高效率

　　交互沟通分析师，尤其是实习交互沟通分析者常对来访者会谈进行录音，其目的是获取适合沟通分析师执照考试的录音。录音可使治疗师注意到语言的模式以及他们是如何进行干预的，哪些信息可大幅度提升他们的记忆，所以从这个意义上看，会谈录音是卓有成效的。比如新手治疗师常犯的一个错误是：说得太多或干预时段过长。倾听会谈录音可以很明显地发现这种问题，在个人反思、自我督导，还有个体、团体督导中，系统使用录音会帮助治疗师迅速提高技能，发展其在行动中反思以及在行动当下反思的能力(Schön，1983)。

　　可用于反省录音的一个方法是人际关系过程回顾(Interpersonal Process Recall，IPR)(Kagan，1980)。IPR 在团体督导中特别有用，治疗会谈的录音节选被播放，每隔几个交流回合即停放录音(组内任何人都可要求停放录音)，治疗师只描述那时他的过程是什么，他们想象来访者的过程又如何。比如，治疗师的感觉是什么？他们当时想的是什么？他们当时想说的是什么？想象一下，如果他们当时那样说了会发生什么？他们当时想让来访者作出什么反应等。在团体情境中，组员也能提出他们认为来访者和治疗师之间正发生些什么的构想。

　　另一个评估治疗师工作的方法是使用详细的逐字稿分析，除了为来访者补上一张"首页"(Stewart，1996)，治疗师把交上来的录音节选做了逐字稿，治疗师给逐字稿做批注，比如他们的想法、情感、假设、每个干预的目标，给每一次交流做出标记，还可有准言语类提示词，如常见的"呃"。治疗师自始至终也可加上自己对来访者内在过程的想法。只要有可能，治疗师应加入标准的 TA 命名法来描述干预手段，如"鼓励去污染的面质"或"澄清僵局的强化手段"或"共情交流"。

"学习成为一名治疗师并非要做出完美的治疗工作，而是要参与到与另一人 / 他人的关系中"（Eusden，2006，个人交流）。使用 IPR 和逐字稿分析可促进思考型、反思型治疗师的成长和学习，这些方法也有助于治疗师对治疗工作"微观过程"的理解，以及他或她治疗风格的日臻完善。

逐字稿既可用于有效的治疗工作，也可用于问题式的治疗错误或联盟破裂。在这个过程中，在行动中反省的过程得到提升，治疗师加深了其理论的整合。如果我们勇于正视，有时候会谈中"困难、糟糕"的部分会成为强大治疗工作中最有价值的部分。提交录音和逐字稿看起来是令人望而却步、令人尴尬的事，然而重要的是治疗师发展了一种能力，即以开放、自愿的心态看待、批评、表扬他们的工作及其干预活动。

<u>90</u>

评估干预和提升技能

高效能的治疗师定期从来访者处寻求有关治疗关系、治疗方法和治疗师工作方式的反馈。亚龙 (Yalom，2001) 建议每个会谈接近尾声时，应询问来访者对治疗和治疗师的体验，以及双方关系的性质。我也建议在每个会谈中都以某种方式进行这样的询问。这种共享、合作询问的过程，体现了对来访者相当的尊重，并促进了治疗内运作的"我好–你好"的心理地位的体验 (Ernst，1971；Berne，1972)。治疗过程中，把来访者带入合作、反思式的对话，不仅可帮助治疗师微调其干预活动、方法，同时也营造了一种氛围，来访者在该氛围中更有可能讨论他们在治疗中体验到的任何困难。实际上，在提升合作式反思、邀约反馈时，你正邀请来访者一起督导你的工作——这个过程与 TA 实践完全吻合。在第一批把精神病院的病人请来参与关于他们自身讨论的精神病专家中，伯恩是其中之一。

持续、系统地反思自己的做法是个好习惯，这对于个人工作的效率和预防来访者脱落有帮助。虽说识别错误是重要的，当然重要的还有识别错误是怎么形成的，以及将来如何避免，同时反思你哪里做得好，还要识别你做的哪部分的确起了作用或是一个有效的策略。所有的治疗师都熟悉与来访者相处很好或治疗富有成效的感觉，有效率的治疗师不会只满足于接受这个现实而是有计划地思考"什么"是重要或有用的，以及"为何"它是重要或有用的 (Miller et al.，2008)。

舍恩（Schön，1983) 描述了不同领域中经验丰富的治疗师用于理解和解决复杂问题的过程，他用术语"行动中反思"来描述这一过程。"有人在行动中反思……意味着他不再依赖于各类已形成的理论和技能，而是构造了独特个案的新理论"(Schön, 1983: 68)。在 TA 心理治疗的情境中，这涉及治疗师接纳每位来访者、反思他或她呈现的问题、参与治疗、形成他们对来访者脚本独特交流的理解等。作为持续进行的"行动中反思"过程的一部分，治疗师正在检验其理论的效度、构想、干预，还有对任何暗示其现有理论或方法局限、偏颇或不够精确等证据保持开放的心态。 一个相似的过程可用于评估技能和干预，这些过程中的系统性询问、反思和评估提升了治疗师在工作中形成元视角的能力。形成这样一种开放、反思的态度并不容易。督导，尤其是团体督导，可用于促进这些过程。

提升个人"行动中反思"严谨程度的一种方法是使用行动研究中形成的研究过程。行动研究涉及规划、行动、观察、反思等循环重复的过程(Lewin, 1946)。在 TA 心理治疗情景中，这个过程意味着在细致的来访者观察基础上形成(诊断或者治疗计划)假设，在假设基础上作出干预，注意来访者的反应，批判性地反思行为和结果，重回到圆的初始点，做出新的假设(自始至终持续观察来访者及自己的过程)。这个过程对于来自传统的心理咨询治疗师来说都很熟悉，他们主要在来访者的会谈中以持续不断的方式使用这一过程。行为研究的不同之处在于：过程更有意识、更清晰，还涉及构建一个清晰的假设(或多种假设)，也要求更多批评性反思。这个反思的过程决定了下一个假设、下一个干预活动。

91

TA 治疗中的记录保存

　　有效的笔记是治疗师的一项重要技能。随着时间的推移，所有的治疗师都会形成自己的笔记记录方法。为确保你所用的方法是最有帮助的，可以采用周期性回顾笔记的方法，这既有助于加深记忆，也有利于治疗规划和跟踪来访者的治疗进程。治疗师要记住有关来访者的许多细节并非易事，尤其是记住一个完整的案例，就会更加困难。

　　会谈笔记是对治疗过程和治疗历程的提醒。笔记跟踪的是来访者的改变过程，包括提高、退步或"维持原样"。它包括你所记录的所有与来访者历史、诊断（如第 47 个关键点的诊断一览表）及个体化治疗计划（请参见第 57、58 个关键点）相关的内容。有效的笔记几分钟就可完成，但最好尽快记下来。最理想的记录时间是每次会谈后，因为那时信息在头脑里仍栩栩如生。

　　各种健康职业人员进行临床记录时使用"SOAP"公式(Weed，1971)，"SOAP"是由几个单词的首字母构成的：主观的（Subjective）（来访者主诉）；（对来访者的）观察（Observation）；（对主观报告和观察的）分析（Analysis）；计划（Plan）（治疗计划）。这个公式容易记住，可使治疗师聚焦于可观察的一切。我采用这个公式，展示下面这个案例，邀请你使用这个方法并根据你的目的进行调适使用。

案例："克莱尔"

会谈日期：9 月 1 日

会谈序号：第 26 次

来访者主诉：克莱尔在报告中说，这周过得很好，与伴侣、家人不再争吵，但想起两周前和儿子的争吵仍感觉很难过。工作压力问题处理得不错，总体来说，在情绪问题处理上没有显著的进步。

对来访者的观察：尽管感觉没好多少，但的确看上去更加积极，更加精力充沛了。

来自观察的假设：怀疑她担心任何好处不会持久，担心会失败，这会确定脚本信念。

治疗师的观察：回顾与儿子的前一次争吵时，感到（她）注意力不集中。

来自观察的假设：对"无可救药、毫无意义"的信念和内疚的反移情？

交流的观察：大体不错，在上几次会谈中"直接进入工作状态"，而非"谈论"20分钟。我有一种感觉，她想取悦我，正寻求赞同。

来自交流的假设：治疗中来访者感到更安全？来访者更相信她自己？前次重新订立合约的结果？取悦——与他人联系的来访者模式部分（先照顾他人）。

使用的干预手段：询问、共情回应、去污染 / 面质（"无助"）、有些去污染（忧伤）。

分析：目前治疗主要是去污染工作，加强并支持之前的变化，邀请加强脚本。

个案形成进程及整体合同：治疗似乎进展顺利，虽然在过去几周中，进程有所减慢。

下一次会谈的计划 / 提醒：检查一下，看看预期失败及相关的脚本信念，当心治疗中确定脚本企图的加强。

需监控的主题：对祖母的辞世感到悲伤，认为这需要重新回顾。

92

促进心理化

　　心理化涉及一个有关自我和他人情感、思想、心理状态的共同思考和感受。作为一个概念，它包括共情及有关自我和他人开放、反思式的理解。心理化涉及好奇和咨询的态度，也涉及接纳自我和他人行为背后的多种影响和解释。它大多是隐含的前意识过程，我们在毫无意识的情况下就把它定期心理化了。虽然在心理分析中，我们也努力发展清晰、有意识的心理化，但是发展含蓄心理化能力也是令人满意的。较差或者缺失的心理化，或者心理化分解成为精神健康问题中的恶性循环："精神疾病损伤心理化，受损伤的心理化导致精神疾病。"(Tobias et al., 2006：255)

　　有关他人想法和情感的心理化特点包括：好奇的态度，对他人及其想法、情感的真正兴趣。在引发有关他人情感心理状态的思想时，也要求有想象力。尽管心理化是关于他人经历的观点，但是心理化是以具体归因的缺失为特征的。一个具体的归因的例子："他这么做，是因为他恨我。"在心理化过程中，我们要接受：一个人不能完全知道另一个人心中在想什么，其他人可能对同一件事情有非常不同的理解。理解个人自己的心理功能化时，心理化要求对个人自己的想法、思想过程及情感有好奇心，这包括：接受我们的观点随着时间而改变，意识到我们的情感如何为感知着色，接受"在任何时间，一个人也许不会意识到自己所有的感受……[这包括] 认识到一个人的情感可能是混乱的"(Bateman and Fonagy, 2006：69)。心理化包含正念的特点，的确，正念能够发展心理化的能力 (参见第93 个关键点)。

通过心理化，自我意识得到相当的提升，正如解决问题的能力及情感调节的能力——在参与心理治疗的许多来访者中这种能力常常是有限的。心理化也可提升关系，加强亲密关系。我们在心理化过程中可以影响他人，同时以相互的建设性方式受到影响。如上所述，精神障碍损伤心理化，受损的心理化反过来又加重精神障碍。一般来说，刻意提升心理化会对精神疾病带来积极影响。系统地保持一种心理化态度，且尝试提升来访者的心理化能力，显然都是心理治疗中令人满意的做法。

从 TA 角度来看，以下做法会促进"心理化"：请来访者处在他们的成人自我状态，同时反思他们在儿童自我状态和（或）父母自我状态都经历了些什么。解释有时能帮助促进心理化，其做法是给来访者一个可理解的框架并思考他们的经历（或与他人交流他们的经历）。使用 TA 理论来考虑"他们或我们自己可能发生些什么"，会鼓励心理化。然而，当 TA 理论被用于一个确定、僵化的场景，或指出某种可能的心理地位状态时，心理化过程就停止了，如"你处于父母状态中！"，这句话可能是从非心理化角度说出来的。

团体治疗的一个好处很有可能是团体中的治疗常常促进心理化。当然，夫妻治疗一般导致双方在其关系中心理化能力的提升，既包括自身心理能力，也涉及与配偶相处的能力。TA 治疗的结果可以增强心理化，诸如父母访谈（希尔斯认为这是海勒提出的做法，2006 年 6 月 9 日关系 TA 论坛）。

探索此时此地治疗师和来访者之间交流的干预，如那些用于关系的方法，很大程度上会提升心理化。"二人心理"让治疗师和来访者双方互相"抱持"，互相提升，并探索彼此之间的互动模式。共情，积极、沟通性的倾听，描述此时此地的经历和心理状态，以上这些有效心理治疗的特征是鼓励和塑造心理化的机制。的确，对于有意识寻求心理化提升的治疗师来说，可使用许多治疗方法。

93

培养正念

　　正念（mindfulness）是源于佛教的一个概念和做法，它主要涉及对"当下"的深刻觉知。在实践正念时，个体寻求的是从观察角度，对此时此刻体验的全然投入。比如，正念会涉及任何特定时刻人们对正在经历的感官输入的觉察。在很多情形中都可以进行正念练习，而且不需要特殊的设备。可以用正念去处理家庭琐事，比如洗碗时体会水在手中的感觉，感受每一只盘了，注意欣赏不同的质地，注意洗涤剂的味道，还有泡泡的视觉冲击以及光捕捉它们的方式。另一种方法是有意识地把注意力转到自己的呼吸上，不是刻意地改变呼吸，而且是注意它：注意吸，短暂停顿，然后呼，又短暂停顿，再吸。处于正念中的人们，早期不是要发现什么，或者甚至做什么，它只是"存在"。

　　因为正念练习必须"深深投入到此时此刻"的状态中，所以在理论上，就可以假设"正念"练习的定义就是一个处于成人状态中的人做的事。定期的正念练习很可能会普遍加强成人自我状态，因而成为去污染的有用工具。培养正念中含蓄的接受态度也可能对"自我接纳"的提升带来有利影响。在某些方面，"正念"与 TA 中以目标为驱动的合约方法是背道而驰的，因为"正念"中是没有目标的。

　　当我们放弃"此刻想让什么别的事情发生"的想法时，我们向遇见当下（*what is here now*）又迈出了意义深远的一步。如果我们希望抵达某地，以任何方式发展自我，那么我们只能从站立的地方开始。如果我们真的连自己站在哪里都不知道——直接源于"正念"培养的"知道",即使付出努力和充满希望,我们也只能在圈里打转转。所以在冥想练习中,想要抵达某地的最佳方法是放弃到达某地的企图。

(Kabat-Zinn,1994:15-16)

我的观点是,无论对治疗师还是对刚刚开始进行定期正念练习的来访者,定期进行正念练习是极为有益的实践技能,并且可对 TA 治疗效果起到促进作用。

萨夫兰和穆兰(Safran and Muran,2003)特别推荐在关系治疗师的培训中使用正念技术。

指导受训者观察他们对内容的觉知,不做评判,也不要让自己被任何具有特定内容的意识所羁绊或认同它……我们教导受训者,目标不是消除思想和感觉,而是当它们时时刻刻出现时,可以更加完全地觉知它们,但不做评判,也不排斥。渐渐的,随着时间的推移,这类"正念"工作可帮助受训者在与患者的治疗中更能觉察到微妙的情感、思想以及意识边缘上暂时出现的幻想,随后这就会为关系中出现的一切提供重要信息。这类"正念"工作最有价值的副产品之一是:针对一整套情感体验逐渐形成更为容忍、更能接受的态度。

(Safran and Muran,2003:210)

相似的过程也出现在定期进行正念练习的来访者中,包括加深自我意识,增强观察自我的能力(观察自我),这是可以理解的。对自我加工过程、感官输入和内感力的更多觉察,也许会减弱漠视。注意个人自我内在意识的流动,以及自我状态之间的流动是另一个潜在的结果。同等悬浮注意力(Freud,1912)的发展,不评判以及伴随而来的日益增强的觉察力,也会有逻辑地提升个人的自主程度(Berne,1964)。

94

脚本发展：一个持续不断的过程

TA 中一些传统观点认为，脚本形成过程在一个人儿时就已完成。伯恩在这个问题上的观点是：脚本大致在 7 岁左右形成。在他最后一本书中，他把脚本定义为"一个无意识的制订于儿童阶段后期、由父母加强、被随之而来的事件证实合理、并以选择为终结的人生计划"(Berne，1972：445)。各种 TA 资料表明，脚本形成的标志性阶段是 7 ~ 11 岁之间。沃拉姆斯和布朗都赞同早期脚本形成的观点，正如他们在定义中强调的："脚本是个体对早年内外事件的阐释进行应对，从而制订的个人人生计划。"(Woollams and Brown，1978：151)

这种把脚本看成静态、僵化现象的观点，不同于我们现在从发展理论的最新发现及基于成人学习理论角度对脚本的理解。把脚本视为静态，不能解释有时激进的脚本重塑，尤其是成人后经历过极其严重心理创伤的人们，比如强暴或者性侵。很多 TA 学者质疑脚本缺乏弹性、固定的观点，于是加上类似定义，如"一个基于任何发展阶段的决定，而此类决定在问题解决以及与人们相处过程中抑制自发性及限制灵活性的人生计划"(Erskine，1980)。厄斯金的定义不允许后续发展，但支持以下观点：脚本是消极的限制性的模式，而不支持脚本具有积极、适应性的基本观点。科内尔 (Cornell，1988) 批评各种脚本理论，尤其是很多脚本理论中的隐含意义，即儿童是父母脚本讯息的被动接受者。科内尔强调孩子在寻找来自家庭以外的影响力时表现出的创造力，并提醒交互沟通分析师在脚本分析中解释这些影响因素的重要性。

牛顿从成人学习理论角度回顾了脚本理论，认为脚本形成是一个持续不断的过程(Newton, 2006)。牛顿极富洞察力地使用了科尔本（Kolb, 1984)的经验学习循环来概念化这个脚本形成的过程。牛顿采用科尔本模式，提出脚本是沿着相似线路运行的：我们经历了些什么，反思经历的意义，在反思基础上发展脚本信念，然后用"肯定"或"否定"我们信念的行为做实验。这个过程始于我们最早的体验，幼儿凭借这种体验感知这个世界、形成故事、感知发生的事情以及发生的原因。随着时间的推移，这个故事变得连贯一致，被幼儿与外界的交流普遍化。这与斯特恩被普遍化的沟通表征的概念相关联(Stern, 1985)。正如牛顿图表所示，这个过程会螺旋式地继续下去，一次经历为下一次经历铺路。"新的经历于是能成为最新证据或可以通过理论被阐释，也就是通过脚本得到过滤"(Newton, 2006: 193)。

最近更多有关脚本的理论认为，我们早期的经历在自我形成过程中起着重要的作用，但也为将脚本看成持续不断发展过程的思考留出了空间。也许对治疗师来说，更重要的是这些理论给我们提供了理解改变和发展过程的一种方式，同时它们也提醒治疗师有时改变过程会呈现循环的特点，提醒治疗师我们的来访者需要"循环"无数次，对现成的脚本做出微小、渐进的改变之后，他们的脚本模式发生重大改变才可能达到我们认为的"自主"状态。它们也挑战了"自主"等概念，暗示个人只是发展了一个新型的、更合适的、更灵活的脚本，而不是变得完全不受脚本控制。

95

帮助来访者识别优势并进行构建

作为治疗师，我们寻找问题，花很多时间发现来访者哪里出了问题及怎么出的问题。也许我们帮助来访者寻找"优势"及其正确做法的可能性更小。在 TA 中，心理分析领域聚焦疗愈和改变，而咨询和应用领域聚焦的是优势和资源 [欧洲沟通分析协会（EATA）培训及检验手册，2008，第五部分]。我认为 TA 治疗师可以学习这种积极方法。既然我们的目标是引发改变、提升疗愈、参与生命、发现意义，我们可以凭借旨在提升积极参与和自我实现的理论和方法。

马丁·塞利格曼（Martin Seligman）是积极心理学运动的领军人物。他识别了一系列个人性格优势 [他将其称为"标示性美格（signature strengths）"]，包括好奇心、爱学习、批判性思维、创造力、社会智能、视角、勇气、毅力、真实、善良、给予和接受爱的能力、公正、领导能力、自控力、谨慎、谦逊、感恩、对美的欣赏、乐观、活泼快乐、热情等（Seligman，2002）。

塞利格曼认为，当我们识别自己的"优势"并明智地使用它们时，积极的情感就被激发出来了。有趣的是，他的方法并不聚焦弱点，也不鼓励个体在其较弱的领域进行系统发展（Seligman，2002）。相反，其关注的焦点是帮助来访者发现个人性格优点并在生活的各个方面发挥这些优势。这并不是通过治疗师指出来访者优势，并安抚他们这种肤浅的做法来达到目的，而是通过促进来访者自身去发现其优势并有意识地运用它们。发现这些优势的快速方法可以登录塞利格曼的网站（www.authentichappiness.org）并完成"行动中的价值"学员优势调查问卷。

积极心理学也鼓励我们体验对过去（如满意、满足、自豪）和未来（乐观、希望、信心）的积极正向情绪，促进对现在的愉悦、参与、正向情绪。有时很难想象，过去生命中历经诸多痛苦、虐待的来访者如何体验针对过去经历的积极情感，但他们还是可以做到平静地接受过去。再者，过着极其富有创造力、让人满意的生活会让人产生满足感，甚至因战胜逆境而产生自豪感。

有人认为一种完整的生活是这样的：个人经历了一系列有关过去、现在和未来的积极情绪，定期使用其"优势"投入到生活、与他人的关系及服务于"更大的事物"（也许是团体，或事业，如环境）。

TA 治疗与之相关之处在于：这些原则可被织入人本主义框架和工作的指导价值中。作为治疗中持续性诊断过程的部分，我们将注意力放在来访者的优势，促进来访者发现自身优势上。这些优势可能存在于他们的任何一个自我状态中，可能真正来源于他们对过去的痛苦、逆境的适应和发展（如"独立性"可能是一个很好的优点，但有时是被疏忽的环境下的产物）。在这个意义上，优点可以是对次优环境限制的正向适应，是足智多谋的证据，有时是个人脚本部分正向、有用的性质。以上原则也可以指导我们的治疗计划。通过思考我们如何帮助来访者疗愈过去的痛苦，积极地投入到现在的生活，调动和应用他们的优势，开始构建一个积极的未来。

<u>96</u>

探索治疗师的动机

什么使一个人想成为心理治疗师呢？甚至弗洛伊德，心理治疗之父，都把心理治疗描述成为一个"不可能"的职业 (Freud，1937)。培训过程常令人极度不安，且要花费很多时间、精力和金钱。做一名心理治疗师意味着要陪伴人们经历深深的绝望，将我们自己开放去体验各种各样的不愉悦、令人困扰的情绪，听取惨无人道的第一手故事，甚至是折磨。可是为什么还有人想做这样的事呢？莫拉德认为，"我们这么做不仅仅是因为我们想谋生，也不仅仅是承诺社会服务或智力测验，我们寻求的是疗愈的自我，我们像治愈来访者一样治愈着老去的'受折磨的'照顾者"(Maroda，2004：37–8)。显然，做一名治疗师绝对是个人的事，是受自己的生活经历和脚本影响的事。心理治疗有效且符合伦理的做法要求治疗师反复回顾他们参与心理治疗师培训以及成为心理治疗师的原因，并诚实地检视其工作想要满足他们自己的哪些需要，以减少利用来访者的可能性。治疗师的经历、敏感度和脚本会以多种不同的方式影响他们的工作，比如，来自情绪反复家庭的治疗师，甚至来自情感表达被压抑家庭的治疗师会发现自己极难容忍和控制来访者的愤怒。

麦克劳德（McLeod，1993 & 2003)讨论了治疗师个人历史中促成他们做出此类职业选择的常见经历。他识别了三种主题，治疗师会至少符合其中一种。

（1）有过照顾者的经历。这可能包括家庭中"和事佬"的角色，与他人关系中经常涉及照顾、帮助性质的角色，这就是那些后来成为治疗师的人们在早期生活经历中的一种模式。

（2）一度陷入强烈的个人困扰或者危机中，这一般包括儿童或青少年时期失落的经历。许多治疗师有过抑郁的经历，麦克威廉斯 (McWilliams，1994) 也认为相当数量的治疗师属于压抑型人格，这为他们的治疗工作奠定了基础。"受伤的疗愈者"模式是被普遍认可的治疗师原型 (Barnett，2007)。青少年或者成年早期的极端危机也很常见。除了为理解他人的深度困扰和痛苦提供个人资源外，被帮助或帮助缺失的经历，都有可能激发一个人成为治疗师的愿望。

（3）儿童或青少年时期被极度疏离或孤立，有一个"局外人"的经历，这包括长期患病、文化差异、反复迁居或成为虐待受害者的经历。麦克劳德认为"这类儿童经历会鼓励这些年轻人形成更为丰富的'内在生命'，以补偿同伴、玩伴的缺失，同时还会加强其观察思考他人动机和行为的能力"(McLeod，1993:3)。

上述说法得到巴尼特（Barnett，2007) 的赞同，他说：

出现两个主要主题……尤其与生命早期缺失和剥夺的经历有关，还有照顾者未能满足儿时正常的自恋要求。早年缺失造就的痛苦影响常导致亲密关系、依赖、分离困难。自恋情感受伤会导致控制、无私给予和被需要等问题，以致防御给潜在的脆弱感戴上了面具。

（Barnett，2007：259）

显然，个人治疗在成为心理治疗师的过程中是至关重要的资源，这样治疗师在自己的工作中这些问题被破坏性上演的可能性最小化。

自卑感及被羞辱的经历会导致被爱或被倾慕的需要。受训治疗师能力的评估感觉像对一个人自我的评估 (Wosket，1999)，害怕"失败"会影响他的工作，也会影响来访者对他的使用。

……儿童时期的情景可能会导致不能容忍差距、不确定、"不知"，导致治疗师想要掌控会谈，把握治疗的导向，而不是给来访者充分的空间，等待他们以自我的情感和思想过程出现。

(Barnett，2007：261)

这与交互分析的治疗实践以及其他进行的正面治疗工作，或鼓励治疗师采用积极的"知道"态度进行工作的疗法密切相关。"不知"引发的焦虑感对那些有潜在问题的治疗师是非常不安的体验，可能会促使治疗师更加积极主动，用一种权威的方式避免这种痛苦的无意识体验。显然，这个例子是基于个体脚本，而非临床需要的破坏性行动。

交互沟通分析心理治疗的伦理和职业道德要求我们采取一种完整的、持续时间较长的个人治疗，在我们的职业生涯中要周期性地回到治疗中来处理这些工作中的无意识和"脚本"动机。新手治疗师常常意识不到这些力量对他们的动机产生的普遍性影响，可能对他们采取个人治疗的做法表示愤怒。这些问题是否被真正解决是值得怀疑的，在某些方面，对个体治疗师而言心理治疗的做法会增强其中一些问题。我们的工作看似是反复揭开伤口的痂，意味着伤口不会愈合或者不能干净利落地愈合。在所有层次的训练经历中，治疗师都必须对他们的经历、脚本如何影响工作及工作的选择等问题采取开放态度。

97

自我反思和适度的自我表露

自我表露是指治疗的过程中，治疗师向来访者表露一些自己的经历。自我表露是治疗师可使用的最具争议的、最可能带来问题的干预方法之一，然而研究证据表明：适度的自我表露可促进治疗。自我反思是有效的、符合伦理的自我表露的重要前兆。亚龙(Yalom, 2001) 把治疗师自我表露分成三种不同类型：有关治疗机制的表露；表露治疗师此时此地的情感；表露治疗师个人的生活。他提倡全面、坦诚地表露治疗过程，这种方法在大多数交互沟通分析师看来是治疗之初清晰的签订合约阶段，或被看作帮助来访者学会如何"做治疗"的导向阶段。这个过程是持续性的，因为治疗师会披露他们追求某种询问方式的原因，或与来访者讨论他们的部分治疗计划及其背后的理念。亚龙建议治疗师在报告治疗情境中此时此地的情感时要具有选择性 (与来访者的诊断、问题呈现相关，能够帮助来访者探索其关系脚本的某些方面)，披露治疗师个人生活内容时需要小心谨慎。

莫拉德 (Maroda, 1994 & 2003) 请治疗师保持内心情感协调的状态，并把这种意识和他们的反移情作为一个治疗工具。我推荐她的书，是因为该书把治疗师对来访者的反应作为治疗工具这一内容进行了更完整的描述。

初始会谈

在初期的协商环节中，治疗师常为潜在来访者提供一些关于治疗师自己及其经验等基本信息。虽然为来访者提供一些信息是好的，但是我曾听过很多人的经历，这些人在初期协商咨询中见到了治疗师，然后不再回来了，是因为他们感觉没人倾听他们的想法，反被治疗师的信息所轰炸。从许多方面看，治疗师如何与来访者互动，比起治疗师的背景和经历等细节，对来访者的决策过程更有用。

元信息传递

治疗过程包括治疗师对自己持续不断的变化过程的觉察、对来访者改变过程的好奇，以及治疗室中双方持续变换的互动过程的不断觉察(Widdowson，2008)。在观察这些过程时，治疗师会使用元信息传递，作为治疗师此时此地经历的表露方式(见第 78 个关键点)。

表露水平和来访者诊断的匹配

治疗师在治疗精神极度不安的来访者时常需要更高程度的自我表露。这个区别很重要，原因在于内心极为不安的来访者

……有既完全又有包含性的移情，所以只有当现实以鲜明的颜色呈现在眼前时，他们才发现自己扭曲了现实，只有当治疗师小心保持透明时，"内心不安程度较轻的来访者"，才会有微妙、无意识的移情浮现。

(McWilliams，1994：75)

坦诚

坦诚对待来访者是极困难的，比如，对一名治疗师来说，有勇气承认自己陷入困境就是感觉自己被曝光或没有技能。只要诚实地说："我现在感觉陷入困境，

我不知道该怎么办"，既解放了自己，也可以开启探索新的通道。再者，来访者常常知道在某个层面上我们陷入困境，但我们并不诚实面对。我们不知道却要表现出知道正在发生什么事，会有一种虚假和不真实的感觉。

(Widdowson，2008：69)

回应来访者的直接询问

有时，来访者会非常直接地问有关治疗师的个人生活或生活经历。在某些情况下，这些问题还不错，问答不会让人感觉特别棘手，也会让治疗师看起来更真实、更人性化，但有时问题太过直接，不能从表面上看到它的价值。问题可能有隐含的意义，这种意义可能是来访者在提问时没有意识到的。按一般原则，治疗师会请来访者解释该问题的意义，以及答案对他们意味着什么。

一个来访者最近提了一个非常直接的问题，问及我的个人经历以及我是否有过他们的特定经历。我请他们告诉我：如果我经历过同样的问题，对他们将意味着什么？如果我没有经历过，那又意味着什么？最后我决定不回答来访者提出的问题。拒绝回答来访者的问题也能帮助来访者说出他们对治疗师的幻想。对于来访者来说，这种经历极具挫败感。重要的是，拒绝回答问题是治疗师以共情认可来访者面对拒绝的挫败感。治疗师拒绝回答时，阐明自己的基本理念也是有用的。

来访者直接问有关我们感觉的问题时（例如，"您对我很恼火吗？"），需要认真处理。治疗师非常有必要花一点时间反思来访者所说的是否有道理。来访者所交流的常常是我们不能马上意识到的一些交流刺激的回应……治疗师可以选择表达他或她对问题的反应，并请来访者解释问题背后的一些理念（例如，"对你的问题我感觉有点惊讶，我想知道何种经历让你提出这个问题"）。再者，治疗师需要真正接受来访者的回应，因为这种回应可能令治疗师感到不舒服。

(Widdowson, 2008：69)

有时，"我也是"或"在那种情况下，我也会是一样的感觉"，诸如此类的评论是对来访者经历的肯定(Erskine and Trautmann, 1996)，因而是具有治疗意义的。这样的表露可以是正向的，但表露之前需要认真思考。至于我们是否要表露的最后决定，应由我们对以上问题的回答而定："我的表露可使来访者的治疗达到什么程度？"

98

回顾 "成人自我状态"

"成人自我状态" 在 TA 文献中较易被忽视 (Tudor，2003)，似乎有关成人自我性质的观点是相互冲突的。现比较以下成人自我的两种描述：

成人自我的功能就像 "可能性估算电脑"，表面看来不是完全自主的自我状态，但主要根据其他自我状态的要求运作。

(Woollams and Brown，1978：15)

"成人自我" 具有脉搏般舒缩的特性，会按此时此地的要求处理、整合情感、态度、思想和行为……它贯穿所有的年龄段，从受孕直至死亡。

(Tudor，2003：201)

你喜欢这其中的哪些描述？哪个最确切地反映了你自己对你的成人自我状态的主观感受？

似乎 "成人自我" 常常是由一个排除过程进行识别，即通过识别儿童自我状态和父母自我状态来判定剩下的是成人自我状态。这种方法没有坚持采用伯恩用于诊断自我状态的四种方法和标准 (Berne，1961)。成人自我状态可以被定义为：以当下为中心、此时此地且适合当前情形的自我状态。这个定义可以用伯恩的四种方法进行操作核查。在这个定义下，把 "成人自我" 定义为 "可能性估算电脑"，则是对我们此时此刻一系列经历的不必要限制及高度漠视。再者，将"成人自我"看作不是"完全自主的自我状态"看来也是非常不确切的；如果"成人自我"适合于当前的情形且基于此时此地，那么，根据定义，"成人自我"不管怎样都是自主性的。

厄斯金 (Erskine，1988) 和图德 (Tudor，2003) 凭借伯恩将父母自我状态和儿童自我状态固化的描述，而把成人自我状态识别为自我中相较自由和非固化的状态。"因为神经心理成人自我处在不断运动的过程中，所以在临床或者概念上，它都不可能是固化的" (Tudor，2003：222)。许多 TA 学者假设儿童自我和一定程度上的父母自我状态在我们一生中是动态、变化的 (Blackstone，1993)。有关这些自我状态是否为动态、静态或固化的观点彼此大相径庭，然而按照定义，"成人自我状态"是动态、充满朝气、富适应性及韧性的。根据图德 (Tudor，2003) 的观点，成人自我状态的目的、目标及其鲜明特点是"整合"，"成人自我"被认为是持续参与整合。虽然这是真实的，但因为模糊的记忆及其无意识的性质和作用，也许不可能把所有的经历都完全整合到我们的成人自我状态中。

TA 中有一种传统做法：父母自我状态和儿童自我状态以"复数"命名 (如 states)，而给成人自我状态命名时采用"单数"。这看起来具限制性，而且不能解释适合于此时此地的过程和状态的复杂性、丰富性。也许，谈到成人自我状态用复数 (states) 比用单数 (state) 更为确切。

若处于成人自我状态中，我们会进行比较、阐释、定义、区分、应用、分析、批评、区别、评价。虽说这些词中，很多看起来是相当枯燥的认知过程，但它们也可以指情感领域的成人自我功能。成人自我也是直觉的、有创造力的、关系的、感觉的、共情的、心理化的、参与性的。我们也可以用副词来描述成人自我"如何"在过程中运作，比如成人自我富想象力地、成熟地、协调一致地、恰当地、反思性地运作。

成人自我状态也是成人"性"的源泉。有时，"性"被错误地归因到儿童自我状态。然而，行为、社会学、历史性、现象学诊断并不支持将"成人性"定位到儿童自我状态中，这是不确切的。儿童自我状态包括"性"，当然在"性"和"性的表达"

中起到一定的作用，但成人自我状态是（适合年龄的）成人"性"的源泉。

根据上述种种，强调成长与提升成人自我状态的发展是相互联系的。虽然临床上使用我们的病理和疗愈模式，对于清除禁止成人自我状态完全成长的障碍是有帮助的，但这种方式的不足之处在于它们只是清除了这些障碍，却未必鼓励其成长。这就好比拔除了花园里的杂草，但要帮助植物真正生机勃勃地成长，我们必须让土壤变得更加肥沃并提升、优化它们的生长条件。积极心理学 (Seligman，2002) 比较新颖的方法，为治疗师提供了理论和工具，可用于丰富和优化成人自我状态的成长条件。

99

TA：一种存在主义心理疗法

TA 作为心理治疗的模式，人们声称不同的哲学都为之效忠。我同意克拉克森 (Clarkson，1992) 的观点，即 TA 是人本主义和存在主义传统的一部分。伯恩参考了一些存在主义学者，如克尔凯郭尔（Kierkegaard）(Berne，1996) 的观点，并受其影响，的确在《*Principles of Group Treatment*》一书中还讨论了交互沟通分析和存在主义治疗的关系 (Berne，1966)。

> 在现实生活世界这个范围而言，交互沟通分析与存在主义分析之间有共同之处，即对个性特点如诚实、正直、自主、真实性以及交流、亲密关系中最辛酸痛苦的社会表现有着高度的尊重和浓厚的兴趣。
>
> *(Berne，1966：305)*

虽然 TA 是人本主义治疗，伯恩保留了杀人欲的概念 (Berne，1969)，因而解释了破坏性倾向，并把 TA 作为治疗方法置于存在主义框架中。这对人性本善的观点持不确定态度，解释了破坏力 (Deurzen-Smith，1997)。

"存在主义心理治疗是治疗的动力学方法，其焦点是对根植于个人存在的关注"(Yalom，1980：5)。存在主义心理治疗中，冲突被认为是源于个人与"存在的给予"的面质 (Yalom，1980)。治疗师的角色是使来访者以其独特的方式适应这些"存在的给予"并与之妥协。与"存在的给予"的和解过程被看成一个必然会引发焦虑的过程。

然而，这种存在主义焦虑感不同于许多来访者在治疗中呈现的限制性、可怕的焦虑感。治疗的目的不是消除存在主义焦虑感，而是促进人们适应它，因为焦虑是真实、自主生活的产物。

亚龙（Yalom，1980）识别了四种存在主义的已知事物：

● 死亡；

● 自由；

● 孤立；

● 毫无意义。

面临、接受我们的道德观显然是一个引发焦虑的过程。脚本和奇幻思维为我们提供逃避死亡焦虑的方式、甚至是我们如何死去的蓝图，制造出一种把控死亡的幻觉。心理治疗的存在主义方法（如 TA）强调的是来访者为自己的生命负责的重要性。存在主义方法认识到：负起责任及拥有个人自由是一个悖论，会引发强烈的焦虑感（Sartre，1947）。认识到我们真正是自己命运的主宰，这种认识的沉重感会引发极度恐惧（Kundera，2000a & 2000b）。我们的脚本及其限制性质可能会帮助我们避免这种焦虑感。TA 强调个人责任和自由，这是一种能引发这种焦虑反应的方法。治疗师探索以下问题是明智的：来访者经过以责任、自由为焦点的治疗会谈后，应该体验不可估量的、不受约束的焦虑感。存在主义方法认为，试图解决这种焦虑感是不可取的，而可取的方法是帮助来访者带着不确定的焦虑感生存下去。"孤立"这个"存在的给予"意味着我们终究必须自己独自面对这个世界，还有脚本给出的解释能帮助我们管理这种孤立的焦虑感，而且经由阻止与他人产生有意义的联系，维持着这种孤立。我们的脚本是 "意义构建机制"，并给理由说明我们和他人为什么是这个样子。一种存在主义疗法试图发现个人意义建构的过程，以及一个人如何看待世界、自己和他人。对许多抑郁来访者来说，意识到生命本质上没有固有意义是痛苦的来源之一。意义不能被给予或生成，每个个体要自己去发现。也许心理治疗师的任务之一就是帮助来访者找到他们自己的意义和目的，正如我们在疗愈、服务工作中为他人做的（即使这是我们脚本中所需要的）。意义建构是大多心理治疗的主要特点，正像我们要忍受毫无意义的、无法解释的事件和经历。也许积极心理学方法，因其焦点是使用个人优势，所以有助于促进意义的构建。

小心留意四种现存"存在的给予"及其对心理的影响，并就此与来访者进行讨论，这会增加治疗过程的深度、辛酸程度。追求真实性的存在主义目标与 TA 提升自主性的目标是完全一致的，二者都要求对以下问题采取严肃态度：一个人选择如何生活，以及觉察到一个人如何看待 (Sartre，1943)、检视自己的价值观 (Deurzen-Smith, 2002)。不应回避存在主义冲突和紧张感，相反，它应受到密切关注且成为治疗双方讨论的内容。存在主义方法不回避痛苦、受难及丑恶，也不教我们如何回避它，而是请我们接受：这些事情本是生活的一种现实存在。

100

分析 "交互沟通"

在书中有好几处地方，我曾请读者参与交互沟通分析，这种做法在交互沟通分析师中已莫名地不再流行。我回到这个有效又基础的 TA 方法，作为本章精炼技术和本书的结尾。

治疗师会发现他们的工作、治疗过程和关系，他们理解自我和治疗师的方式，很大程度上受到交互沟通分析的影响。既可以通过听取会谈的录音，也可通过反思和过程回忆有效地完成交互沟通分析。我请你听录音，或回忆及分析来访者的交互沟通刺激，以及你相应的交互沟通反应。这些交互沟通意味着什么？来访者在与你的沟通中寻求的是什么？你的回应在哪种程度上是需要的？它在哪种程度上是来访者过去某种痛苦交流的重复回应？在回应治疗师的回应时，来访者发生了什么事？这意味着什么？

反过来，分析自己在职业和个人层面上对来访者的交互沟通刺激。表面上，你在每个交流刺激中寻求什么？你的意图何在？对你个人来说，交流的意义何在？你内心体验了哪些交流但未表述出来？这些内在的交流对你的工作有什么影响？来访者对你的交流刺激有什么回应？面对你的刺激，来访者内心发生了些什么？他们可能表现出哪些言语表达上的退缩？他们的交互沟通反应告诉你刺激的影响是什么？来访者回应反过来又怎样影响着你？超越自我状态模式图以及它们之间的交互向量，包括每个人都在即时体验的个人内在交互沟通，同时对其采取好奇的态度。许多有关自我以及来访者的认识都可以通过这么一个简单的方法取得解释关系的可能性。在分析交互沟通录音文字资料时，要思考一个问题：如果交互沟通在某种程度上不同时，会发生什么？工作可能沿着什么轨迹运行？

我建议在实践中保持正念，在行动中坚持自我反思(Schön，1983)。伯恩(Berne，1966)的立场表明：每位交互沟通分析师应知道在治疗的每时每刻自己在做什么？为什么那么做？如果我们与一位来访者在一起以开放的心态探索未知，只是与不确定的焦虑感相伴，或让我们自己进入当前的经历中，那么这个过程应该是有目的性的。

最重要的是，我请你采取试验性态度。我们从来不能真正确定，正如我之前所讨论的，"确定性"关闭了心理化过程。最后记住，交互沟通就像自我状态一样，只是一部迷人的小说是一个隐喻，是我们为了给我们的思维和体验带来秩序感而讲述的一个故事，是在结构和意义缺失的地方赋予它意义的一种方式，是创立崭新的叙述故事的模式：以新角度看待过去，全新地体验现在，对未来设置一整套新的可能性。

参考文献

Alexander, F., French, T. F. and Bacon, C. L. (1946) *Psychoanalytic Therapy: Principles and Application*. New York: Ronald Press.

Allen, J. R. and Allen, B. A. (1995) Narrative Theory, Redecision Therapy and Postmodernism. *Transactional Analysis Journal*, 25(4): 327–34.

American Psychiatric Association. (2000) *Diagnostic and Statistical Manual of Mental Disorders* (4th edn, text revision) (DSM-IV-TR). Washington: American Psychiatric Association.

Ayres, A. (2006) The Only Way Out: A Consideration of Suicide. *Transactions Issue*, 4: 4–13.

Barnes, G. (ed.) (1977) *Transactional Analysis after Eric Berne: Teachings and Practice of Three TA Schools*. New York: Harper's College Press.

Barnett, M. (2007) What Brings you Here? An Exploration of the Unconscious Motivations of Those who Choose to Train and Work as Psychotherapists and Counsellors. *Psychodynamic Practice*, 13(3): 257–74.

Barr, J. (1987) Therapeutic Relationship Model: Perspectives on the Core of the Healing Process. *Transactional Analysis Journal*, 17(4): 134–40.

Bary, B. B. and Hufford, F. M. (1990) The Six Advantages to Games and Their Use in Treatment. *Transactional Analysis Journal*, 20(4): 214–20.

Bateman, A. W. and Fonagy, P. (2006) *Mentalization-Based Treatment for Borderline Personality Disorder: A Practical Guide*. Oxford: Oxford University Press.

Beck, A. T. and Beck, J. (1995) *Cognitive Therapy: Basics and Beyond*. New York: Guilford Press.

Beisser, A. (1970) The Paradoxical Theory of Change. In Fagan, J. & Shepherd, I. L. (eds) *Gestalt Therapy Now: Theory, Techniques, Applications*. New York: Harper Colophon. (http://www.gestalt.org/arnie.htm)

Benjamin, L. S. (2003) *Interpersonal Diagnosis and Treatment of Personality Disorders*. New York: Guilford Press.

Benjamin, L. S. (2006) *Interpersonal Reconstructive Therapy: Promoting Change in Non-Responders*. New York: Guilford Press.

Berne, E. (1961/1986) *Transactional Analysis in Psychotherapy*. London: Souvenir Press. (First published 1961, New York: Grove Press.)

Berne, E. (1964) *Games People Play*. New York: Grove Press.

Berne, E. (1966/1994) *Principles of Group Treatment*. Menlo Park, CA: Shea Books. (Republished 1994.)

Berne, E. (1968) *A Layman's Guide to Psychiatry and Psychoanalysis*. New York: Penguin.

Berne, E. (1970) *Sex in Human Loving*. London: Penguin.

Berne, E. (1971) Away from a Theory of the Impact of Interpersonal Interaction on Non-Verbal Participation. *Transactional Analysis Journal*, 1(1): 6–13.

Berne, E. (1972) *What Do You Say After You Say Hello?* London: Corgi.

Bion, W. R. (1970) *Attention and Interpretation*. London: Tavistock.

Blackstone, P. (1993) The Dynamic Child: Integration of Second Order Structure, Object Relations and Self Psychology. *Transactional Analysis Journal*, 23(4): 216–34.

Boliston-Mardula, J. (2001) Appetite Path Model: Working with Escape Hatch Resolution with Clients who use Drugs and Alcohol. *TA UK*, 61 (Autumn): 9–14.

Bordin, E. S. (1979) The Generalisability of the Psychoanalytical Concept of the Working Alliance. *Psychotherapy: Theory, Research and Practice*, 16(3): 252–60.

Bordin, E. S. (1994) Theory and Research on the Therapeutic Working Alliance. In Horvath, O. and Greenberg, S. (eds) *The Working Alliance: Theory, Research and Practice*. New York: Wiley.

Boyd, H. and Cowles-Boyd, L. (1980) Blocking Tragic Scripts. *Transactional Analysis Journal*, 10(3): 227–9.

Burns, D. (2000) *The Feeling Good Handbook*. New York: Plume.

Clark, B. (1991) Empathic Transactions in the Deconfusion of the Child Ego State. *Transactional Analysis Journal*, 21(2): 92–8.

Clark, F. (1996) The Client's Uniqueness: A Personal Discovery of Therapeutic Relationship. *Transactional Analysis Journal*, 26(4): 312–15.

Clark, F. (2001) Psychotherapy as a Mourning Process. *Transactional Analysis Journal*, 31(3): 156–60.

Clarkson, P (1988) Ego State Dilemmas of Abused Children. *Transactional Analysis Journal*. 18(2): 85–93.

Clarkson, P. (1992) *Transactional Analysis Psychotherapy: An Integrated Approach*. London: Routledge.

Clarkson, P. (2003) *The Therapeutic Relationship*. London: Whurr Publishers.

Cornell, W. (1986) Setting the Therapeutic Stage: The Initial Sessions. *Transactional Analysis Journal*, 16(1): 4–10.

Cornell, W. (1988) Life Script Theory: A Critical Review from a Developmental Perspective. *Transactional Analysis Journal*, 18(4): 270–82.

Cornell, W. (1994) Shame: Binding Affect, Ego State Contamination and Relational Repair. *Transactional Analysis Journal*, 24(2): 139–46.

Cornell, W. and Bonds-White, F. (2001) Therapeutic Relatedness in Transactional Analysis: The Truth of Love or the Love of Truth. *Transactional Analysis Journal*, 31(1): 71–93.

Cornell, W. and Hargaden, H. (2005) *From Transactions to Relations: The Emergence of a Relational Tradition in Transactional Analysis*. Chadlington, Oxfordshire: Haddon Press.

Cornell, W. and Landaiche, N. (2006) Impasse and Intimacy: Applying Berne's Concept of Script Protocol. *Transactional Analysis Journal*, 36(3): 196–213.

Cox, M. (2000) A Dynamic Approach to Treatment Planning. Workshop presentation, Institute of Transactional Analysis Annual Conference, Canterbury, UK.

Crossman, P. (1966) Permission and Protection. *Transactional Analysis Bulletin*, 5(19): 152–4.

Dashiell, S. (1978) The Parent Resolution Process. *Transactional Analysis Journal*, 18(4): 289–94.

Davies, J. M. and Frawley, M. G. (1994) *Treating the Adult Survivor of Childhood Sexual Abuse: A Psychoanalytic Perspective*. New York: HarperCollins.

Deurzen-Smith, E. (1997) *Everyday Mysteries: Existential Dimensions of Psychotherapy*. London: Sage.

Deurzen-Smith, E. (2002) *Existential Counselling and Psychotherapy in Practice*. London: Sage.

Drego, P. (1983) The Cultural Parent. *Transactional Analysis Journal*, 13(4): 224–7.

Drye, R. (2006) The No-Suicide Decision: Then and Now. *The Script*, 36(6): 3–4 (reprinted in *ITA News*, 27: 1–6).

Drye, R., Goulding, R. and Goulding, M. (1973) No Suicide Decisions: Patient Monitoring of Suicidal Risk. *American Journal of Psychiatry*, 130(2): 118–21.

Dusay, J. (1972) Egograms and the Constancy Hypothesis. *Transactional Analysis Journal*, 2(3): 37.

English, F. (1969) Episcript and the 'Hot Potato' Game. *Transactional Analysis Bulletin*, 8: 32.

English, F. (1971) The Substitution Factor: Rackets and Real Feelings. *Transactional Analysis Journal*, 1(4): 225–30.

English, F. (2007) I'm Now a Cognitive Transactional Analyst, Are You? *The Script*, 37(5): 1, 6–7.

Ernst, F. (1971) The OK Corral: The Grid for Get-On-With. *Transactional Analysis Journal*, 1(4): 231–40.

Erskine, R. G. (1980) Script Cure: Behavioral, Intrapsychic and Physiological. *Transactional Analysis Journal*, 10(2): 102–6.

Erskine, R. G. (1988) Ego Structure, Intrapsychic Function and Defense Mechanisms: A Commentary on Berne's Original Theoretical Concepts. *Transactional Analysis Journal*, 18(4): 15–19.

Erskine, R. G. (1993) Inquiry, Attunement and Involvement in the Psychotherapy of Dissociation. *Transactional Analysis Journal*, 23(4): 184–90.

Erskine, R. G. (1994) Shame and Self-Righteousness: Transactional Analysis Perspectives and Clinical Interventions. *Transactional Analysis Journal*, 24(2): 87–102.

Erksine, R. G., Moursund, J. P. and Trautmann, R. L. (1999) *Beyond Empathy: A Therapy of Contact-in-Relationship*. New York: Brunner-Routledge.

Erskine, R. G. and Trautmann, R. L. (1996) Methods of an Integrative Psychotherapy. *Transactional Analysis Journal*, 26(4): 316–28.

Erskine, R. and Zalcman, M. (1979) The Racket System: A Model for Racket Analysis. *Transactional Analysis Journal*, 9(1): 51–9.

European Association of Transactional Analysis. (2008) *The EATA Training and Examination Handbook*. Konstanza, Germany: EATA. (http://www.eatanews.org/handbook.htm)

Fonagy, P., Gergely, G., Jurist, E. and Target, M. (2002) *Affect Regulation Mentalization, and the Development of the Self*. New York: Other Press.

Freud, S. (1912) Recommendations to Physicians Practising Psychoanalysis. In *Complete Psychological Works* (Standard edn), 12. London: Hogarth Press (pp. 109–20).

Freud, S (1937) Analysis Terminable and Interminable. In *Complete Psychological Works* (Standard edn), 23. London: Hogarth Press (pp. 216–53).

Gill, M. M. (1979) The Analysis of the Transference. *Journal of the American Psychoanalytic Association*, 27: 263–88.

Gobes, L. (1985) Abandonment and Engulfment Issues in Relationship Therapy. *Transactional Analysis Journal*, 15(3): 216–19.

Gomez, L. (1997) *An Introduction to Object Relations*. London: Free Association Books.

Goulding, M. M. and Goulding, R. L. (1979) *Changing Lives Through Redecision Therapy*. New York: Grove Press.

Goulding, R. and Goulding, M. (1978) *The Power is in the Patient*. San Francisco: TA Press.

Greenson, R. (1967) *The Technique and Practice of Psychoanalysis*. New York: International Universities Press.

Griffin, Emory A. (2003) *A First Look at Communication Theory*. Boston: McGraw Hill.

Guichard, M. (1987) Writing the Long Case Study. Workshop Presentation, EATA Conference, Chamonix (unpublished).

Guistolise, P. G. (1996) Failures in the Therapeutic Relationship: Inevitable and Necessary? *Transactional Analysis Journal*, 26(4): 284–8.

Hahn, A. (2004) The Borderline Personality Disorder. In Masterson, J. F. & Liebermann, A. R. (eds) *A Therapist's Guide to the Personality Disorders: A Handbook and Workbook*. Phoenix: Zeig Tucker.

Hargaden, H. (2007) Love and Desire in the Therapeutic Relationship: Transformation or Betrayal? *Transactions*, 6: 4–14.

Hargaden, H. and Sills, C. (2002) *Transactional Analysis: A Relational Perspective*. Hove: Brunner-Routledge.

Hargaden, H. and Sills, C. (2003) Who am I for you? The Child Ego State and Transferential Domains. In Sills, C. & Hargaden, H. (eds) *Ego States*. London: Worth Publishing.

Harper, R. and Ellis, A. (1969) *A Guide to Rational Living*. New York: Image Book Company.

Holloway, W. H. (1973) Shut the Escape Hatch. In *The Monograph Series*, Numbers I–X. Ohio: Midwest Institute for Human Understanding Inc.

Holmes, J. (2001) *The Search for the Secure Base: Attachment Theory and Psychotherapy*. Hove: Routledge.

Horvath, A. and Greenberg, L. (1994) *The Working Alliance: Theory, Research and Practice*. NewYork: Wiley.

International Transactional Analysis Association Education Commit-
tee. (1969) Minimal Basic Science Curriculum for Clinical
Membership in the ITAA. *Transactional Analysis Bulletin*, 8: 108–10.

Jacobs, A. (1994) Theory as Ideology: Reparenting and Thought
Reform. *Transactional Analysis Journal*, 24(1): 39–55.

Jacobs, M. (1988) *Psychodynamic Counselling in Action*. London: Sage.

James, J. (1973) The Game Plan. *Transactional Analysis Journal*, 3(4):
14–17.

James, M. (1974) Self-Reparenting: Theory and Process. *Transactional
Analysis Journal*, 4(3): 32–9.

James, M. (1981) *Breaking Free: Self Re-Parenting for a New Life*.
Reading, MA: Addison-Wesley.

James, M. (2002) *It's Never Too Late to be Happy! Reparenting Yourself
for Happiness*. Sanger, CA: Quill Driver Books.

James, M. and Jongeward, D. (1971) *Born to Win: Transactional
Analysis With Gestalt Experiments*. Reading, MA: Addison-Wesley.

Johnson, S. (1994) *Character Styles*. London: W.W. Norton.

Kabat-Zinn, J. (2000) *Wherever You Go, There You Are*. London:
Piatkus.

Kabat-Zinn, J. (2001) *Full Catastrophe Living: Using the Wisdom of
Your Body and Mind to Face Stress, Pain and Illness*. New York:
Delta.

Kagan, N. (1980) Influencing Human Interaction – Eighteen Years
with IPR. In Hess, A. K. (ed.) *Psychotherapy Supervision: Theory,
Research, and Practice*. New York: Wiley (pp. 262–86).

Karpman, S. (1968) Fairy Tales and Script Drama Analysis. *Transac-
tional Analysis Bulletin*, 7(26): 39–43.

Karpman, S. (1971) Options. *Transactional Analysis Journal*, 1(1):
79–87.

Klein, M. (1957) *Envy, Gratitude and Other Works*. London: Hogarth
Press and Institute for Psycho-Analysis.

Kohut, H. (1984) *How Does Analysis Cure?* Chicago: University of
Chicago Press.

Kolb, D. A. (1984) *Experiential Learning: Experience as the Source of
Learning and Development*. Englewood Cliffs, NJ: Prentice-Hall.

Kübler-Ross, E. (1969) *On Death and Dying*. New York: Macmillan.

Kundera, M. (2000a) *The Unbearable Lightness of Being*. New York:
Faber and Faber.

Kundera, M. (2000b) *Immortality*. New York: Faber and Faber.

Kupfer, D. and Haimowitz, M. (1971) Therapeutic Interventions Part
I. Rubberbands Now. *Transactional Analysis Journal*, 1(1): 10–16.

Lammers, W. (1992) Using the Therapist's Kinesthetic Responses as a
Therapeutic Tool. *Transactional Analysis Journal*, 22(4): 216–21.

Lapworth, P., Sills, C. and Fish, S. (1993) *Transactional Analysis
Counselling*. Oxfordshire: Winslow Press.

Leader, D (2008) *The New Black: Mourning, Melancholia and
Depression*. London: Hamish Hamilton.

Lee, A. (1997) Process Contracts. In Sills, C. (ed.) *Contracts in
Counselling*. London: Sage.

Lee, A. (1998) The Drowning Man (diagram). In Tilney, T. *Dictionary of Transactional Analysis*. London: Wiley Blackwell.

Levin-Landheer, P. (1982) The Cycle of Development. *Transactional Analysis Journal*, 12(2): 129–39.

Lewin, K. (1946) Action Research and Minority Problems. *Journal of Social Issues*, 2(4): 34–46.

Lister-Ford, C. (2007) *Skills in Transactional Analysis Counselling and Psychotherapy*. London: Sage.

Little, R. (2001) Schizoid Processes: Working with the Defenses of the Withdrawn Child Ego State. *Transactional Analysis Journal*, 31(1): 33–43.

Little, R. (2006) Ego State Relational Units and Resistance to Change. *Transactional Analysis Journal*, 36(1): 7–19.

Luborsky, L. (1984) *Principles of Psychoanalytic Psychotherapy: A Manual for Supportive-Expressive Treatment*. New York: Basic Books.

Lynch, V. (2007) TA and Developmental Dyslexia. Unpublished Manuscript for M.Sc. in TA Psychotherapy, Kegworth: The Berne Institute.

McCormick, P. and Pulleyblank, E. (1985) Stages of Redecision Therapy. In Kadis, L. (ed.) *Redecision Therapy: Expanded Perspectives*. Watsonville, CA: Western Institute for Group and Family Therapy.

McLaughlin, C. (2007) *Suicide-Related Behaviour: Understanding, Caring and Therapeutic Responses*. Oxford: Wiley-Blackwell.

McLean, D. and Nathan, J. (2007) Treatment of Personality Disorder: Limit Setting and the use of Benign Authority. *British Journal of Psychotherapy*, 23(2): 231–47.

McLeod, J. (1993) The Counsellor's Journey. Unpublished paper. Keele University.

McLeod, J. (1998) *An Introduction to Counselling*. Buckingham: Open University Press.

McLeod, J. (2003) *An Introduction to Counselling* (3rd edn). Maidenhead: Open University Press (pp. 489–93).

McNeel, J. (1976) The Parent Interview. *Transactional Analysis Journal*, 6(1): 61–8.

McWilliams, N. (1994) *Psychoanalytic Diagnosis*. New York: Guilford Press.

Mahler, M., Pine, F. and Bergman, A. (2000) *The Psychological Birth of the Human Infant: Symbiosis and Individuation*. New York: Basic Books.

Maroda, K. (1994/2004) *The Power of Countertransference: Innovations in Analytic Technique*. Hillsdale, NJ: Analytic Press.

Maroda, K. (2003) *Seduction, Surrender and Transformation: Emotional Engagement in the Analytic Process*. New York: Routledge.

Masterson, J (1981) *The Narcissistic and Borderline Disorders: An Integrated Developmental Approach*. New York: Brunner/Mazel.

Masterson, J. and Lieberman, A. (2004) *A Therapist's Guide to the Personality Disorders: A Handbook and Workbook*. Phoenix: Zeig,

Tucker & Theisen.

Matze, M. G. (1988) Reciprocity in Script Formation: A Revision of the Concept of Symbiosis. *Transactional Analysis Journal*, 18(4): 304–8.

Mellor, K. (1980) Impasses: A Developmental and Structural Understanding. *Transactional Analysis Journal*, 10(3): 213–22.

Mellor, K. and Schiff, E. (1975) Discounting. *Transactional Analysis Journal*, 5(3): 295–302.

Miller, S., Hubble, M. and Duncan, B. (2008) Supershrinks. *Therapy Today*, 19(3): 5–9.

Moiso, C. (1984) The Feeling Loop. In Stern, E. (ed.) *TA: The State of the Art*. Dordrecht: Foris Publications (pp. 69–76).

Moiso, C. (1985) Ego States and Transference. *Transactional Analysis Journal*, 15(3): 194–201.

Morrison, C., Bradley, R. and Westen, D. (2003) The External Validity of Efficacy Trials for Depression and Anxiety: A Naturalistic Study. *Psychology and Psychotherapy: Theory, Research and Practice*, 76: 109–252.

Mothersole, G. (1996) Existential Realities and No-Suicide Contracts. *Transactional Analysis Journal*, 26(2): 151–9.

Müller, U. and Tudor, K. (2001) Transactional Analysis as Brief Therapy. In Tudor, K. (ed.) *Transactional Analysis Approaches to Brief Therapy*. London: Sage (pp. 19–44).

Nathanson, D. (1994) Shame Transactions. *Transactional Analysis Journal*, 24(2): 121–9.

Newton, T. (2006) Script, Psychological Life Plans, and the Learning Cycle. *Transactional Analysis Journal*, 36(3): 186–95.

Norcross, J. C. (ed.) (2002) *Psychotherapy Relationships That Work*. New York: Oxford University Press.

Novellino, M. (1984) Self-Analysis of Countertransference. *Transactional Analysis Journal*, 14(1): 63–7.

Novellino, M. (2003) On Closer Analysis: A Psychodynamic Revision of the Rules of Communication Within the Framework of Transactional Psychoanalysis. In Sills, C. and Hargaden, H. (eds) *Ego States*. London: Worth Publishing (pp. 149–68).

Nuttall, J. (2006) The Existential Phenomenology of Transactional Analysis. *Transactional Analysis Journal*, 36(3): 214–27.

O'Brien, M. and Houston, G. (2007) *Integrative Therapy: A Practitioner's Guide*. London: Sage.

Ogden, T. (1982) *Projective Identification and Psychotherapeutic Technique*. Lanham, MD: Aronson.

Oller Vallejo, J. (1986) Withdrawal: A Basic Positive Adaptation in Addition to Compliance and Rebellion. *Transactional Analysis Journal*, 16(2): 114–19.

Orlinsky, D. E., Grawe, K. and Park, B. K. (1994) Process and Outcome in Psychotherapy. In Bergin, A. E. and Garfield, S. L. (eds) *Handbook of Psychotherapy and Behaviour Change* (4th edn). New York: Wiley (pp. 270–378).

Perls, F. (1969) *Gestalt Therapy Verbatim*. Moab, UT: Real People Press.

Petriglieri, G. (2007) Stuck in a Moment: A Developmental Perspective on Impasses. *Transactional Analysis Journal*, 37(3): 185–94.

Pine, F. (1985) *Developmental Theory and Clinical Process*. New Haven: Yale University Press.

Racker, H. (1968) *Transference and Countertransference*. Madison, CT: International Universities Press.

Rogers, C. (1957) The Necessary and Sufficient Conditions of Therapeutic Personality Change. *Journal of Consulting Psychology*, 21: 95–103.

Rogers, C. (1980) *A Way of Being*. Boston: Houghton-Mifflin.

Roth, A. and Fonagy, P. (1996) *What Works for Whom? A Critical Review of Psychotherapy Research*. New York: Guilford Press.

Rothschild, B. (2000) *The Body Remembers: The Psychophysiology of Trauma and Trauma Treatment*. New York: Norton.

Safran, J. D. and Muran, C. J. (2003) *Negotiating the Therapeutic Alliance: A Relational Treatment Guide*. New York: Guilford Press.

Sanders, D. J. and Wills, F. (2005) *Cognitive Therapy: An Introduction*. London: Sage.

Sartre, J.-P. (1943) *Being and Nothingness: An Essay on Phenomenological Ontology* (Trans. Barnes H., 1956). New York: Philosophical Library.

Schiff, A. and Schiff, J. (1971) Passivity. *Transactional Analysis Journal*, 1(1): 71–8.

Schiff, J., Schiff, A., Mellor, K., Schiff, E., Fishman, J., Wolz, L., Fishman, C. and Momb, D. (1975) *The Cathexis Reader: Transactional Analysis Treatment of Psychosis*. New York: Harper & Row.

Schlegel, L. (1998) What is Transactional Analysis? *Transactional Analysis Journal*, 28(4): 269–87.

Schön, D. A. (1983) *The Reflective Practitioner: How Professionals Think in Action*. London: Temple Smith.

Schore, A. (1999) *Affect Regulation and the Origin of the Self: The Neurobiology of Emotional Development*. New York: Psychology Press.

Seligman, M. (2002) *Authentic Happiness*. London: Nicholas Brealey.

Shadbolt, C. (2004) Homophobia and Gay Affirmative Transactional Analysis. *Transactional Analysis Journal*, 34(2): 113–25.

Shea, M., Widiger, T. and Klein, M. (1992) Comorbidity of Personality Disorders and Depression: Implications for Treatment. *Journal of Clinical and Consulting Psychology*, 60: 857–68.

Shivanath, S. and Hiremath, M. (2003) The Psychodynamics of Race and Culture. In Sills, C. and Hargaden, H. (eds) *Ego States*. London: Worth Publishing (pp. 169–84).

Sills, C. and Hargaden, H. (eds) (2003) *Ego States*. London: Worth Publishing.

Stark, M (2000) *Modes of Therapeutic Action*. Northvale: Jason Aronson.

Steiner, C. (1966) Script and Counterscript. *Transactional Analysis Bulletin*, 5(18): 133–5.

Steiner, C. (1968) Transactional Analysis as a Treatment Philosophy. *Transactional Analysis Bulletin*. 7(27): 63.

Steiner, C. (1971) The Stroke Economy. *Transactional Analysis Journal*, 1(3): 9–15.

Steiner, C. (1974) *Scripts People Live: Transactional Analysis of Life Scripts*. New York: Grove Press.

Steiner, C. (2000) Radical Psychiatry. In Corsini, R. (ed.) *Handbook of Innovative Psychotherapies*. New York: Wiley.

Steiner, C. and Perry, P. (1999) *Achieving Emotional Literacy*. New York: Avon Books.

Stern, D. N. (1985) *The Interpersonal World of the Infant*. New York: Basic Books.

Stern, D. N. (2004) *The Present Moment in Psychotherapy and Everyday Life*. New York: W.W. Norton.

Stewart, I. (1992) *Eric Berne*. London: Sage.

Stewart, I. (1996) *Developing Transactional Analysis Counselling*. London: Sage.

Stewart, I. (2007) *Transactional Analysis Counselling in Action*. London: Sage.

Stewart, I. and Joines, V. (1987) *TA Today: A New Introduction to Transactional Analysis*. Nottingham: Lifespace.

Stummer, G. (2002) An Update on the Use of Contracting. *Transactional Analysis Journal*, 32(2): 121–3.

Summers, G. and Tudor, K. (2000) Cocreative Transactional Analysis. *Transactional Analysis Journal*, 30(1): 23–40.

Swede, S. (1977) *How To Cure: How Eric Berne Practiced Transactional Analysis*. Berkeley, CA: Southey Swede.

Terlato, V. (2001) The Analysis of Defense Mechanisms in the Transactional Analysis Setting. *Transactional Analysis Journal*, 31(2): 103–13.

Thomson, G. (1983) Fear, Anger, and Sadness. *Transactional Analysis Journal*, 13(1): 20–4.

Tobias, G., Haslam-Hopwood, G., Allen, J. G., Stein, A. and Bleiberg, E. (2006) Enhancing Mentalizing Through Psychoeducation. In Allen, J. G. and Fonagy, P. (eds) *Handbook of Mentalization-Based Treatment*. Chichester: John Wiley and Sons.

Tryon, G. S. and Winograd, G. (2001) Goal Consensus and Collaboration. *Psychotherapy*, 38(4): 385–9.

Tudor, K. (1995) What Do You Say About Saying Goodbye? Ending Psychotherapy. *Transactional Analysis Journal*, 25(3): 228–33.

Tudor, K. (2003) The Neopsyche: The Integrating Adult Ego State. In Sills, C. and Hargaden, H. (eds) *Ego States*. London: Worth Publishing (pp. 201–31).

Tudor, K. (2009) Understanding empathy. *Transactional Analysis Journal*, (in press).

Tudor, K. and Hobbes, R. (2007) Transactional Analysis. In Dryden, W. (ed.) *Dryden's Handbook of Individual Therapy*. London: Sage.

Tudor, K. and Widdowson, M. (2001) Integrating Views of TA Brief Therapy. In Tudor, K. (ed.) *Transactional Analysis Approaches to Brief Therapy*. London: Sage (pp. 114–35).

Tudor, K. and Widdowson, M. (2008) From Client Process to Therapeutic Relating: A Critique of the Process Model and Personality Adaptations. *Transactional Analysis Journal*, 38(3): 218-32.

Ware, P. (1983) Personality Adaptations (Doors to Therapy). *Transactional Analysis Journal*, 13(1): 11-19.

Weed, L. L. (1971) *Medical Records, Medical Education and Patient Care* (5th edn). Cleveland: The Press of Western Reserve University.

Westen, D., Novotny, C. and Thompson-Brenner, H. (2004) The Empirical Status of Empirically Supported Psychotherapies: Assumptions, Findings and Reporting in Controlled Clinical Trials. *Psychological Bulletin*, 130(4): 631-63.

Widdowson, M. (2005) Developmental Aetiology of Borderline Personality Disorder. *Transactions: The Journal of the Institute of Transactional Analysis*, 2: 20-8.

Widdowson, M. (2008) Metacommunicative Transactions. *Transactional Analysis Journal*, 38(1): 58-71.

Widdowson, M. and Ayres, A. (2006) Journaling Methods for Psychotherapy Trainees. *ITA News*, 23: 13-14.

Winnicott, D. W. (1946) Hate in the Countertransference. In Winnicott, D. W. (1958) *Through Paediatrics to Psychoanalyis*. London: Tavistock Publications (republished 1987, London: Hogarth Press).

Winnicott, D. W (1960) The Theory of the Parent–Child Relationship. *International Journal of Psychoanalysis*, 41: 585-95.

Winnicott, D. W. (1965) *Maturational Processes and the Facilitating Environment*. London: Hogarth Press.

Winnicott, D. W. (1971) *Playing and Reality*. London: Tavistock Publications.

Woods, K. (1996) Projective Identification and Game Analysis. *Transactional Analysis Journal*, 26(3): 228-31.

Woods, K. (2000) The Defensive Function of the Game Scenario. *Transactional Analysis Journal*, 30(1): 94-7.

Woollams, S. and Brown, M. (1978) *Transactional Analysis*. Dexter: Huron Valley Institute.

Wosket, V. (1999) *The Therapeutic Use of Self: Counselling Practice, Research and Supervision*. Hove: Routledge.

Yalom, I. (1980) *Existential Psychotherapy*. New York: Basic Books.

Yalom, I. (2001) *The Gift of Therapy: An Open Letter to a New Generation of Therapists and Their Patients*. New York: Harper Collins.

Young, J., Klosko, J. and Weishaar, M. (2003) *Schema Therapy: A Practitioner's Guide*. New York: Guilford Press.

A

Activity	活动
Adapted Child	顺从型（顺从）儿童自我
Adult ego-state	成人自我状态
Adult in the Child	儿童自我中的成人自我
Allower	允许信息
Almost script	"几乎"脚本
Always script	"总是"脚本
Angular transaction	角状交流
Antiscript	反脚本
Area	（漠视的）范围
Attribution	属性
Authentic feeling	真正的感觉
Autonomy	自主性
Awareness	觉察

B

Banal script	平庸的脚本
Basic position	基本态度
Behavioral diagnosis	从行为的表现来判断
Blamer	指责者
Blocking transaction	阻断的交流

C

Cathexis	贯注
Child ego-state	儿童自我状态
Child in the Child	儿童自我中的儿童自我
Complementary transaction	互补交流
Conditional stroke	有条件的安抚
Contamination	污染
Content	内容
Contract	合约
Controlling Parent	控制型父母自我
Counterinjunctions	应该信息
Counterscript	应该脚本
Critical Parent	批评型父母自我
Crossup	混乱

D

Decision	决定
Decisional model	决定模式
Delusion	妄想
Despairer	绝望者
Discounting	漠视

Discount matrix	漠视的矩阵图
Doing nothing	什么也不做
Drama triangle	戏剧三角形
Driver	驱力
Duplex transaction	双重交流

E

Early decision	早期决定
Egogram	自我状态量表
Ego-state	自我状态
Ego-state model	自我状态模式
Electrode	电极
Episcript	超脚本
Excluding	唯一（的自我状态）
Exclusion	排除
Executive	执行（的自我状态）
Existential position	存在的态度

F

First-degree	第一度
	（心理游戏或输家脚本）
First-order model	表层结构的模式
First rule of communication	
	第一条沟通定律

Formula G	游戏公式
Frame of reference	参考架桥
Free Child	自由型儿童自我
Function	（自我状态的）功能
Functional model	功能模式

G

Game	心理游戏
Game plan	心理游戏的计划
Gimmick	猎物
Grandiosity	夸大性

H

Hamartic script	悲剧性脚本
Historical diagnosis	从过去的经验来判断

I

Incapacitation	无能
Incongruity	不一致性
Injunctions	禁止信息
Integrated Adult	整合的成人自我

Intimacy	亲密	Negative stroke	负面的安抚
		Never script	永不脚本
		Non-winner	平庸（非赢家）
		Non-winning script	平庸（非赢家）的脚本
		Nurturing Paren	照顾型父母

L

Level	（漠视的）层次
Life course	一生的过程
Life position	心理地位
Life-script	人生脚本
Little professor	小教授
Loser	输家
Losing script	输家的脚本

O

Ogre	怪物（父母）
OK corral	心理地位的象限图
Open-ended script	"没有结果"的脚本
Options	选择方案
Overadaptation	过度顺从

M

Marshmallow-throwing	用安抚来打发人
Martian	以火星人的立场思考
Miniscript	迷你脚本
Mode	（漠视的）模式

P

PAC model	自我状态模式
	（同 ego-state model）
Parallel transaction	平行的交流
Parent ego-state	父母自我状态
Parent in the Child	儿童自我中的父母自我
Passive behavior	被动行为
Passivity	被动性
Pastime	闲谈（消遣）

N

Natural Child	自然型儿童自我

Payoff	结局	Redefining	再定义
Permissions	许可信息	Redefining transaction	再定义交流
Persecutor	迫害者	Rescuer	拯救者
Phenomenological diagnosis		Response	反应
	现象学诊断	Ritual	仪式
Pig Parent	猪猡父母	Rubberband	橡皮筋
Plastic stroke	冒充安抚		
Positive stroke	正面安抚		

S

Prejudice	偏见	Script	脚本
Primary driver	基本驱力	Script matrix	脚本图
Process	过程	Script message	脚本信息
Program	程式	Script signal	脚本信号
Psychological-level message		Scripty	脚本的
	心理层面的信息	Second-degree	第二度
			（心理游戏或输家脚本）
		Second-order (Structural) model	
			第二层次（结构）模式

R

		Second-order symbiosis	
			第二层次的共生关系
Racket	扭曲	Second rule of communication	
Racketeering	扭曲的交流		第二条沟通定律
Racket feeling	扭曲的感觉	Social diagnosis	社会学诊断
Racket system	扭曲系统	Social-level message	社交层面的信息
Real self	（自我状态的）真实自我	Somatic Child	身体的儿童自我
Rebellious Child	叛逆型儿童自我	Spontaneity	自发
Recognition-hunger	被认可的需求	Stimulus	刺激
Redecision	再决定		

Stimulus-hunger	对刺激的需求
Stopper	禁止者
Stroke	安抚
Stroke bank	安抚银行
Stroke economy	安抚经济学
Stroke filter	安抚的过滤网
Stroke quotient	安抚商数
Stroking profile	安抚图
Structural analysis	结构分析
Structural model	结构模式
Structural pathology	病态的结构
Structure	（自我状态模式的）结构
Switch	转换
Symbiosis	共生关系

T

Tangential transaction	离题（切线）的交流
Third-degree	第三度（心理游戏或输家脚本）
Third rule of communication	第三条沟通定律
Time structuring	时间结构

Transaction	交流
Transactional analysis	沟通分析
Type	（漠视的）种类

U

Ulterior transaction	暧昧的交流
Unconditional stroke	无条件的安抚
Until script	除非脚本

V

Vector	向量
Victim	受害者
Violence	暴力

W

Winner	赢家
Winning script	赢家的脚本
Witch	巫婆（父母）
Withdrawal	退缩

POSTSCRIPT

交互沟通分析（TA）：100 个关键点与技巧 **译后记**

    首都经贸大学教授杨眉老师首次把 TA 培训引进中国，TA 开始进入中国的大学课堂、心理咨询和社工领域。第一次组织 TA 培训时间是 2005 年，北京心理卫生协会邀请了托马斯·欧尔森（Thomas Ohlsson）讲述 TA101、TA202课程，之后 TA 培训在中国陆续开展起来，接受过 TA101 和 TA202 课程培训的人数达到 300 人左右，接受非正式的国际 TA 协会课程培训人次应该在 500 人左右。北京大学和北京师范大学两所大学把 TA 沟通分析作为选修课，首都师范大学也曾组织过 TA 的学习和培训。

    自从 1987 年第一本 TA 翻译书籍《论强者》（*Born To Win*）与中国读者见面，到现在已经 30 年了，30 年来 TA 书籍翻译出版不超过 10 本，数量不是很多。国内 TA 书籍出版了三本，杨眉老师和托马斯一起合作完成著作《人际沟通分析学》，徐丽丽老师出版了《四大沟通模式》，高德明老师编写了《TA 社工心理学习手册》。

    我是从《论强者》出版之后开始学习 TA 的，好奇自己为什么会 30 年没有放弃以 TA 为主体的心理学学习和研究，回味中发觉是因为它深入浅出的心理学理论，不仅给我的生活带来了益处，而且很"容易"给来访者带来真实的变化，而不只是一些事后的解释和安慰。

    关注国内近 30 年来出版的 TA 相关书籍，基本停留在 TA 传统的三个学派范畴内，作为 TA 的研究者，还是有着些许遗憾。当赵然老师介绍给我这本TA100 后，我非常兴奋，欣然接受本书的翻译工作。皆因书中的两个视角都是我所关注的：一个视角是综述了 TA 近期自身的最新发展与应用；另一视角是从TA 与其他心理学理论相互融合、影响的角度，把 TA 放在整个西方心理学发展的框架上来给我们一个广泛的展示。

    对中国的 TA 心理咨询师来讲，从本书中会了解到 TA 发展至今天，是如何又重新与精神分析学派相会并融合关联的，思考这种向精深方向发展的趋势是否与伯恩的初衷相违；而TA在应用和发展过程中，是如何在保持自身理论特点的同时，与当下比较新的心理学流派和方法结合，延展到更为广博的领域进行探索和应用。

实际上，整体翻译的过程也是自我学习的过程。我在翻译过程中，了解到交互沟通分析（TA）在全球的发展历程，书中提到的很多理论、文献资料和书籍，可帮助我更广泛地掌握TA。本书的作者已经说明这本书的受众读者群是中等专业水平的TA学习者和应用者，除阅读前应该掌握基础的TA知识体系以外，最好具备一定的咨询实践经历，否则阅读本书确实会有些摸不到头绪。

结合目前国内学习TA的社群情况，我认为本书可以从三个角度来进行读者视角分类：一类是TA基础理论在实践中的发展与评估。这一部分是基于实践的反思，不存在太多的基础知识对阅读的影响，适合的人群比较广泛，内容可以细读。另一类是TA借鉴和融合了其他流派的最新研究成果和方法。这部分内容既要求有一定的TA实践基础，同时还要具备一定的其所融合学派的理论背景，而这些理论背景，据我了解还有很多读者需要提升和补充。不过，作者在书中基本给出了可以帮助我们自己去阅读的资料索引。对于这部分内容，可以选择性地去阅读，发现与自己研究或学习方向一致的内容和感兴趣的内容，找到相关学派的书籍，结合书中内容参考比较阅读。其实，这也需要我们先泛读本书一遍，不用计较细节，之后再根据需求，仔细阅读相关的章节。第三个视角，是作者对当前新出现的心理学流派和方法站在TA的角度，进行了理论上的跨界思考。这方面的内容，因为每个国家和地区所新兴的心理学流派不同，可以选择性地阅读。

本书虽然是TA专业书籍，但是其理论跨度非常大，其中的概念涵盖了多个心理学流派，对翻译者而言，是非常具有挑战性和难度的。因此本书翻译团队的于丹妮老师和吕玉葉老师付出了大量的时间和精力，再次对她们表示感谢。同时也对赵然老师、赵玉欣、谢云、王咏苓老师给予的支持，以及参加细节讨论的TA专家团队成员曹文、张忠刚、刘宪礼、车延光、吕国庞表示真诚的感谢。

高德明